COPD – Mein positives Leben mit der unheilbaren Krankheit

30 Jahre Erfahrung mit dem Lungenemphysem

AF200610

Roland Blümel

COPD – Mein positives Leben mit der unheilbaren Krankheit

30 Jahre Erfahrung mit dem Lungenemphysem

Die Aussichten sind erschütternd, wenn man die Diagnose erhält: COPD mit Lungenemphysem.

Der Autor beschreibt das Auf und Ab, das er selbst mit dieser Krankheit erlebt hat, und gibt einen Einblick in die Auswirkungen der Krankheit, aber er stellt auch vor, was er selbst getan hat, um ein Leben führen zu können, das er selbst mit COPD genießen kann.

Zwar ist COPD nicht heilbar, aber man kann selbst viel dafür tun, dass man nicht daran zerbricht. Dem Autor geht es nach 30 Jahren mit der Erkrankung so gut wie schon lange nicht mehr.

Bibliografische Information der Deutschen Nationalbibliothek

Die Deutsche Nationalbibliothek verzeichnet diese Publikation in der deutschen Nationalbibliographie, detaillierte bibliografische Daten sind im Internet über http://dnb.dnb.de abrufbar.

Impressum

© Copyright by Roland Blümel
Grandweg 100
22529 Hamburg

Lektorat: Petra Bülow

Herstellung und Verlag:

BoD - Books on Demand, Norderstedt

ISBN: 9 783750 440258

Inhalt

Vorwort.. 7

Wie alles begann.. 10

Weitere Untersuchungen 12

Teil 1: Was bedeutet Leben mit COPD mit
Lungenemphysem?... 15

Die Diagnose – Und jetzt? 15

Atemnot.. 20

Borg-Skala 24

Exazerbation 27

Lungenfunktionstest... 30

Der mündige Patient... 34

Teil 2: Wie können Ärzte/Mediziner uns helfen?....... 39

Medizinische Eingriffe 39

Rehabilitationsmaßnahmen 44

Klinikaufenthalt 47

Teil 3: Was kann ich selbst zu meinem Wohlbefinden
beitragen?... 50

Atemübungen 50

Hilfsmittel 53

Sport ist ….. 56

Sitzen ist das neue Rauchen 61

Ernährung 63

Tai Chi 66

Progressive Muskelentspannung 69

Teil 4: Welche Auswirkungen hat die Krankheit auf meinen Gemütszustand? 71

Schweigen über die Krankheit 71

Es wird immer schlechter 74

Keine Aussicht auf Besserung? 76

Eine überraschende Wendung 78

Neuseeland 81

Dranbleiben 83

Mein persönliches Fazit 84

Danksagung 87

Glossar 88

Über den Autor 95

Leseproben aus "Alterserscheinungen" 96

Sport 96

Reparaturen... 100

Mehr über den Autor: 103

Bisher erschienene Bücher:................................. 104

Mehr über den Lektor: 106

VORWORT

*COPD mit **Lungenemphysem**.* Das war die Diagnose, die ich erhielt, als ich gerade 30 Jahre alt war. Ich konnte mir darunter nichts vorstellen und musste mich erst einmal informieren. Was ich darüber erfuhr, erschütterte mich zutiefst.

COPD steht für "chronic obstructive pulmonary disease", was übersetzt so viel heißt wie „chronisch obstruktive Lungenerkrankung". Hierzu gehören Erkrankungen wie das Lungenemphysem, die sogenannte Blählunge, oder die chronische **Bronchitis**. Das Erschütternde für mich war die Erkenntnis: Diese Krankheit ist nicht heilbar, die Lunge ist in Teilen irreparabel zerstört.

Das hieß für mich also, dass es nicht besser werden würde. Mir wurde mitgeteilt, dass Medikamente nur helfen könnten, die Verschlechterung meines Gesundheitszustands zu verlangsamen. Richtig gesund würde ich nie wieder werden.

Ich lernte im Folgenden Begriffe wie den sogenannten **AHA-Effekt** kennen. Das bedeutet, dass die Hauptsymptome Auswurf, Husten und **Atemnot** sind. Im Anfangsstadium träten die Beschwerden nur bei Belastung auf, später auch im Ruhezustand. Da ich mehr Atemarbeit würde leisten müssen als vor meiner Erkrankung, wäre auch mit einem Gewichtsverlust zu rechnen. Zum damaligen Zeitpunkt war ich ohnehin recht dünn.

Diese katastrophalen Aussichten musste ich erst einmal verarbeiten. Wie und wie lange überhaupt würde ich mit dieser Krankheit leben können, fragte ich mich.

Dass ich die Diagnose bekam, ist jetzt 30 Jahre her, und in diesem Buch möchte ich einen Einblick geben, wie es mir gelungen ist, mit COPD incl. einem Lungenemphysem zu leben, ohne daran zu zerbrechen. Sicher sind der Grad der Erkrankung und ihre Auswirkungen bei jedem anders. Ich kann nur von meinen Erfahrungen und von meinem Umgang mit der Krankheit berichten. Der Weg war ein Auf und Ab. Das wird in den folgenden Kapiteln deutlich werden. Doch eins möchte ich gleich vorweg sagen: Das Leben ist dennoch lebenswert. Ich musste nur lernen, richtig mit der Krankheit umzugehen.

Ich werde in diesem Buch diverse Fachbegriffe verwenden, die auch im Glossar noch einmal erläutert werden. Diese Begriffe sind im Text jeweils beim ersten Auftreten **fettgedruckt**.

Während ich dieses Buch schreibe, wird die ganze Welt durch eine Pandemie erschüttert. Das neuartige Coronavirus Sars-CoV-2, das die Lungenkrankheit COVID-19 auslöst, wütet weltweit und fordert gerade unter den älteren Menschen und denen mit Vorerkrankungen zahlreiche Opfer. Nun wird vielen Menschen noch einmal ganz besonders bewusst, welch kostbares und fragiles Gut die Gesundheit ist, und sie erkennen die Wichtigkeit, sie zu bewahren beziehungsweise mit Erkrankungen diszipliniert umzugehen und ihre Abwehrkräfte zu stärken. Dazu kann man selbst dann einiges beitragen, wenn man **chronisch** krank ist.

Ich möchte eingangs aber noch einmal ausdrücklich betonen, dass ich kein Arzt bin und mir das medizinische Wissen nur angelesen habe. Es ist mir jedoch wichtig, dass ich neben meinen persönlichen Erfahrungen mit der

Krankheit auch den medizinischen Hintergrund, so gut es mir möglich ist, weitergebe. Dabei konnte ich die Chronologie der Ereignisse nicht ganz durchhalten, sondern habe die einzelnen Themen in vier Hauptkapitel unterteilt. Hierdurch ist eine Zusammenfassung zusammenhängender Themen gegeben, allerdings gibt es zeitliche Sprünge.

Noch ein persönliches Wort: Ich versuche zu meinen Lesern eine Beziehung aufzubauen und werde zum Du übergehen. Ich hoffe, das ist in Ordnung! Ansonsten ersetzen Sie das *Du* einfach durch ein *Sie*.

WIE ALLES BEGANN

Ich war 30 Jahre alt und ehrenamtlicher Mitarbeiter bei einer Kinderfreizeit. In den Wochen zuvor hatte ich einige problematische Gespräche führen müssen, stand unter Druck und war froh, dem Ganzen für zwei Wochen entfliehen zu können.

Doch dann merkte ich bei einem Fußballspiel mit den Kindern, dass ich schon nach wenigen Metern total aus der Puste war. Hatte ich mich erkältet? Allerdings fühlte es sich dieses Mal anders an als sonst bei einer Erkältung oder einem grippalen Infekt. Ich spürte eher so etwas wie Seitenstechen schon bei geringer Anstrengung.

Zurück zuhause besorgte ich mir einen Termin bei meinem HNO-Arzt. Leider war dieser im Urlaub, aber seine Vertretung hatte schnell eine Erklärung zur Hand: *Nebenhöhlenentzündung und Allergien*. Ich bezweifelte die Diagnose zwar, nahm aber artig die Medikamente und machte auch die verschriebenen Mikrowellen-Behandlungen mit. Es wurde nicht besser. Ich suchte erneut die Ärztin auf, doch sie beharrte auf ihrer Einschätzung.

Endlich kehrte "mein" HNO-Arzt zurück, hörte sich meine Beschwerden an und überwies mich sofort an einen Lungenfacharzt, manchmal auch kurz als LuFa bezeichnet, mit der Diagnose "chronische Bronchitis".

Wenige Tage später nahm ich im Wartezimmer des Lungenfacharztes Platz, das in den nächsten Wochen mein zweites Zuhause werden sollte, und führte meine Beschwerden auf dem Formular aus, das man mir reichte.

Es folgten ein **Lungenfunktionstest** (siehe unten), den ich heute immer noch hasse, und diverse weitere Untersuchungen. Mein erster Besuch bei diesem Arzt dauerte ca. 6 Stunden. Als man mir am Ende Blut abnahm, klappte ich zum ersten Mal in meinem Leben dabei körperlich zusammen. Mir wurde schwarz vor Augen

»Geht Ihnen das öfter so?«, fragte mich die Sprechstundenhilfe besorgt.

»Nein, nur wenn ich sechs Stunden beim Arzt sitze und völlig unterzuckert bin«, erwiderte ich. Seit dem Frühstück hatte ich weder etwas gegessen noch getrunken und fühlte mich entsprechend hungrig und durstig. Mit dieser Antwort war sie zufrieden, gab mir ein Glas Wasser und nach einigen Minuten konnte ich auch wieder aufstehen und endlich die Praxis verlassen. Ich war gespannt auf das Ergebnis und hoffte, dass dieser Experte mir nun in Kürze ein Heilmittel gegen meine Beschwerden geben würde.

WEITERE UNTERSUCHUNGEN

Doch auf die endgültige Diagnose musste ich länger als gedacht warten und mich in den kommenden Wochen noch diversen weiteren Untersuchungen unterziehen. Es war schnell klar, dass es sich nicht um eine bloße Bronchitis handelte. Auch Allergien schieden als Grund für meine Atemnot aus. Ich litt zwar unter Heuschnupfen, aber der führte mit Sicherheit nicht zu dieser Art von Atemnot, unter der ich jetzt litt. **Asthma** schloss der Arzt ebenfalls aus.

Nach etwa drei bis vier Wochen teilte mir mein Lungenfacharzt schließlich die Diagnose mit. Es handelte sich um eine COPD mit Lungenemphysem. Die Begriffe hörte ich zum ersten Mal. Im Gespräch mit dem Arzt wurde klar, dass es sich hierbei um eine Zerstörung der Lungenbläschen, der sogenannten **Alveolen**, handelte, die auch nicht wieder heilen würden. Dies führte zu einer Überblähung der Lunge, die ich dann als Atemnot spürte. Es verblieb nach dem Ausatmen zu viel verbrauchte Luft in meiner Lunge, die ich nicht wieder herausbekam. Die Medikamente, die der Arzt mir verschrieb, würden lediglich dazu dienen, die Verschlechterung meines Zustands zu bremsen, also die Zerstörung weiterer Alveolen zu vermindern.

Ich besorgte mir zusätzliche Informationen. Aber auch die malten ein düsteres Bild.

Bei diesen Aussichten musste ich schwer schlucken. Als der Arzt etwa vier Wochen nach der Diagnose, in denen ich regelmäßig zu Untersuchungen in seiner Praxis gewesen war, schließlich sagte, dass wir uns dann in einem Vierteljahr zur Kontrolle wiedersehen würden, brach ich beinahe innerlich zusammen. Erst jetzt wurde mir so richtig bewusst, dass ich chronisch krank war und mit diesem Zustand der Atemnot dauerhaft würde leben müssen.

Im Normalfall würde sich mein Zustand im Laufe der Jahre verschlechtern, was bei vielen Patienten aufgrund der immer geringer werdenden Belastbarkeit zu depressiven Verstimmungen und oft auch zum Verlust sozialer Kontakte führt.

In den nächsten Tagen erlebte ich tatsächlich zum ersten Mal in meinem Leben so etwas wie eine depressive Verstimmung. Meine zwei kleinen Kinder, damals 5 und 2 Jahre alt, wollten gern mit mir toben, aber das schaffte ich nicht mehr. Das Tennisspielen, das ich erst kurz zuvor begonnen hatte, war ebenfalls nicht mehr möglich. Ich war am Boden zerstört.

Eines Abends auf der Autobahn, als ich meine Eltern nach einem Besuch bei uns nach Hause gebracht hatte und allein auf dem Rückweg war, bekam ich auf der ziemlichen leeren Straße und bei hoher Geschwindigkeit akute Atemnot, was zu einem weiteren Tiefpunkt und einem Trauma führte, das mich leider bis heute begleitet. In den folgenden Tagen lebte ich mit der ständigen Angst vor einem neuen Atemnotanfall und meine Stimmung wurde immer gedrückter.

Ich informierte mich weiter über den Hintergrund der Krankheit und erfuhr, dass die meisten Fälle von COPD mit Lungenemphysem durch das Rauchen verursacht werden.

Zwar hatte ich in meiner Jugend drei Jahre geraucht, das war aber lange her. Allerdings bin ich in einem Raucherhaushalt aufgewachsen, war also viele Jahre lang Passivraucher.

Dennoch konnte ich mir das plötzliche Auftreten dieser Krankheit und auch den Schweregrad nicht erklären. Ein Rat an Erkrankte war und ist, mit dem Rauchen aufzuhören. Da ich ja bereits seit vielen Jahren nicht mehr rauchte, half mir das nicht weiter. Was konnte ich sonst tun und wie sollte es jetzt weitergehen?

Doch ich bin von Natur aus eine Kämpfernatur und so fing ich mich einige Tage nach diesem Depressionsanfall mental zum Glück wieder.

TEIL 1: WAS BEDEUTET LEBEN MIT COPD MIT LUNGENEMPHYSEM?

In diesem ersten Teil werde ich mich etwas genauer mit den Auswirkungen der Krankheit, den Untersuchungsmöglichkeiten sowie möglichen Medikationen beschäftigen. Dabei geht es auch darum zu betrachten, was im Körper bei einer COPD mit Lungenemphysem passiert.

Die Diagnose – Und jetzt?

Der Alltag begann wieder, aber nun auf Basis eines für mich vollkommen neuen gesundheitlichen Hintergrunds. Auf der Arbeit war ich in einem komplexen Projekt eingebunden und mir erschien es fraglich, ob ich jetzt weiterhin mit dieser Belastung zurechtkommen würde.

Doch ich fasste den Entschluss, mich nicht unterkriegen zu lassen. Weder meinem Chef noch den Kollegen erzählte ich von meiner Krankheit. Ich wollte nicht mit Samthandschuhen angefasst werden und meinen Job weiter wie gehabt ausführen. Unbewusst hatte ich vermutlich das Gefühl, nicht mehr genügen zu können. Vielleicht wollte ich mir auch selbst beweisen: Ich schaffe das! Trotzdem musste ich nun natürlich alles etwas langsamer angehen, zumindest wenn es um körperliche Anstrengungen ging. Das brachte mich manchmal an meine Grenzen, zum Beispiel wenn ich neben meinem Chef herlaufen und ihm dabei Rede und Antwort stehen sollte. Leider konnte mein Chef nicht langsam gehen, sondern war stets in Eile. Im Nachhinein muss ich über meinen damaligen Stolz schmunzeln. Ich hätte es mir so viel einfacher machen können, wenn ich meinem Chef gegenüber offen über meine Krankheit gesprochen und meine Gespräche mit ihm im Stehen oder Sitzen hätten abgehalten werden können.

Diese Übung "gehen und dabei reden" wurde in den folgenden Jahren zu einer immer größeren Herausforderung für mich, wobei ich gelesen habe, dass bei manchen Menschen mit einer ähnlichen Erkrankung schon das Atmen beim Essen eine Schwierigkeit darstellt. So schlimm war es bei mir zum Glück noch nicht, und ich hoffte, dass mir das noch lange erspart bleiben würde.

Leider war ich aber nun von Medikamenten abhängig. Vier Mal am Tag sollte ich außerdem mit einem Inhaliergerät (Pariboy) ein **Aerosol** einatmen. Das ging in der Häufigkeit selbstverständlich nur am Wochenende. In der Woche ersetzte ich die aufwändige Inhalation tagsüber durch ein Spray mit dem Wirkstoff **Salbutamol**. Versuchsweise verschrieb mir mein Arzt außerdem für einige Tage **Kortison** Tabletten, um zu testen, ob es mir damit besser gehen würde. Da es nicht die erwünschte Besserung mit sich brachte, konnte ich das Kortison nach zwei Wochen wieder absetzen, worüber ich recht froh war. Zu den bekannten Nebenwirkungen von Kortison wie der Gefahr der **Osteoporose** kam, dass ich ständig Hunger hatte und meine ohnehin unruhigen Hände sehr stark zitterten. Nach Absetzen der Kortison Tabletten musste ich lediglich zwei Mal am Tag morgens und abends ein Kortison Spray nehmen. Daneben gab es noch zwei weitere Medikamente, die ich regelmäßig einnehmen musste (**Theophyllin** und **Bambec**). Besonders der Beipackzettel des Theophyllins erschreckte mich. Neben einer langen Liste voller möglicher

Komplikationen, belastet dieses Medikament insbesondere das Herz. Beschrieben wurde dies mit in meinen Augen recht harmlosen Ausdrücken wie „Unruhe" und „beschleunigtem Puls", die gelegentlich auftreten könnten. Bei mir traten sie auf. Bei einer Reha-Maßnahme, die ich einige Jahre später erhielt, wurde über das Medikament gesagt, dass die Höchstdosis zwar 1000 mg pro Tag sei, aber schon 500 mg eigentlich nur von Pferden vertragen würden. Ich nahm über Jahre hinweg 700 mg. Trotzdem versuchte ich, mich davon nicht verrückt machen zu lassen, aber als ich das Medikament Jahre später durch ein anderes ersetzen konnte, das das Herz weniger belastet, war ich sehr erleichtert.

Das Inhalieren war über Jahre ein erheblicher Zeitfresser und gerade bei Dienstreisen, die ich hin und wieder unternehmen musste, auch äußerst umständlich. So manches Mal stand ich im Verdacht, etwas Gefährliches mit ins Flugzeug nehmen zu wollen, wenn bei der Kontrolle mein Inhaliergerät oder ein **Spacer** unangenehm auffiel. Das Wort Spacer kommt aus dem Englischen und bedeutet so viel wie Abstandhalter. Es handelt sich um eine Inhalierhilfe für Menschen mit Atemproblemen, die zwischen ein **Dosieraerosol** und den Mund des Patienten geschaltet wird. Der Spacer wird daher auch oft als „Vorschaltkammer" bezeichnet. Mit einem Spacer kann der Patient ohne größere Anstrengung mehr von dem Aerosol einatmen. Ohne Spacer muss er sonst sicherstellen, dass er genau in dem Moment ausreichend tief einatmet, in dem er den Sprühstoß auslöst. Das richtige Inhalieren ist ein Thema, mit dem viele Patienten tatsächlich Probleme haben. Dadurch hat das Medikament häufig nicht die erhoffte Wirkung. Eine nette Anekdote dazu findet sich in einer Folge der Serie

"Doktor House", wo sich eine Patientin beschwert, dass ihr Medikament nicht wirken würde. Als der Doktor sie bittet, ihm zu demonstrieren, wie sie es anwendet, ist sie zunächst entrüstet, führt es ihm dann aber doch vor. Doktor House erklärt ihr anschließend, dass das Aerosol nicht wie ein Deodorant unter die Achseln, sondern in den Rachen gesprüht werden muss. ☺

Nach diesem kleinen Exkurs komme ich zurück zur Sicherheitskontrolle am Flughafen. Wegen dieser beiden medizinischen Geräte plante ich ab jetzt lieber etwas mehr Zeit für die Überprüfung meines Reisegepäcks ein, um nicht unter Stress zu geraten, was ansonsten zusätzlich zu Atemnot führte. Dasselbe Prinzip übernahm ich auch für Wege zum Bus oder Zug, um zu vermeiden, mich auf Fahrten oder Reisen beeilen zu müssen, denn sowohl Stress als auch Eile führten regelmäßig zu Atemnot. Nach einigen negativen Erlebnissen wurde ich auch so vernünftig, nicht zu rennen, um einen Bus noch zu erreichen, sondern eher meinen Schritt zu verlangsamen und entspannt auf den nächsten zu warten. Ich lernte also immer besser, mit der Situation umzugehen und Atemnot zu vermeiden. Allerdings ist das grundsätzliche Vermeiden von Herausforderungen nicht der beste Weg, um mit der Krankheit auf Dauer umzugehen. Darauf gehe ich ausführlich im Kapitel *Sport* ein.

Ich zog die Einnahme der Medikamente diszipliniert durch, denn ich wollte unbedingt vermeiden, dass die Krankheit sich verschlimmerte. Dennoch merkte ich unter anderem bei den regelmäßigen Untersuchungen durch meinen Lungenfacharzt, dass es zwar ein Auf und Ab der Lungenfunktion gab, es aber von Jahr zu Jahr tendenziell schlechter wurde. Mein gesundes Lungenvolumen schrumpfte. Das bedeutete, dass meine Kurzatmigkeit sich weiter verschlimmerte.

So manches Mal stellte ich mir die Frage, wie schnell es mit mir wohl abwärts gehen würde. Ich versuchte zwar, diese Frage zu verdrängen, aber das gelang mir nicht immer, vor allem nicht, wenn ich beruflich oder privat unter Druck stand, was häufig vorkam. Dennoch rutschte ich zum Glück nicht wieder in die depressive Stimmung vom Anfang meiner Erkrankung ab.

Atemnot

Was an der Krankheit für mich das Schrecklichste ist, das ist die akute Atemnot. Darum möchte ich hier nochmal gesondert darauf eingehen. Gerade in den ersten Jahren hatte ich damit große Probleme, da ich meine Grenzen noch nicht kannte.

Atemnot ist schlimm, aber wenn sie so weit geht, dass man bereits das Gefühl hat, ersticken zu müssen, dann ist das furchtbar. Mir erging es einige Male so, zum Beispiel als ich eine Treppe zu schnell hochgegangen oder einem Bus hinterhergelaufen war.

Ein besonders schlimmer Fall trat auf, als wir vor etwa 7 oder 8 Jahren Urlaub in Dänemark machten. Wir waren gerade am Strand und schauten aufs Wasser. Als wir uns umdrehten, erschraken wir über die dunkle Wolkenwand, die sich gebildet hatte, und im nächsten Moment begann es, heftig zu regnen. Um diesem Platzregen zu entgehen, lief ich schnell in Richtung Ferienhaus. Allerdings ist das Laufen im Sand eher mühsam und auch das Tempo verursachte zusätzlich Atemnot.

Ganz plötzlich merkte ich nicht nur, dass meine Atemwege immer enger wurden, sondern ich hatte gleichzeitig das Gefühl, dass sich alles in mir zusammenzog. Insbesondere spürte ich einen unglaublichen Druck auf die Blase. Ich hatte das Bedürfnis, sofort die Blase zu entleeren, sodass ich mich in die Dünen schlug. Hier in der einsamen Natur war das kein Problem, aber mir passierte der Druck auf die Blase im Zusammenhang mit Atemnot später auch noch einige Male, und besonders unangenehm ist das Gefühl, wenn es in der Öffentlichkeit auftritt. Zum Glück lässt der Druck irgendwann nach, sobald ich wieder ausreichend Luft bekomme. Aber bis dahin treibt es mir jedes Mal den Schweiß auf die Stirn.

Im Fall eines Erstickungsanfalls kostet es riesige Überwindung, ruhig zu bleiben, denn der ganze Körper schreit nach Sauerstoff. In einem interessanten Buch "Leben mit Asthma, Bronchitis, Emphysem" von Professor Dr. med Linus Geisler, fand ich den Hinweis, dass Atemnot dadurch entsteht, dass ein Patient mit einer Atemwegserkrankung mehr Atemarbeit verrichten muss als ein Gesunder, um genügend Luft durch die verengten Atemwege hinein- und wieder hinauszubekommen. Das Hauptproblem ist dabei, dass die Lunge von verbrauchter Luft quasi schon besetzt ist, dass also kein Platz für frischen Sauerstoff vorhanden ist.

Wie gesagt, es kostet große Anstrengung, ruhig weiter zu atmen, wenn man gerade das Gefühl hat, dass Luft weder hinein- noch hinauskommt. Was also tun? Hier helfen atemerleichternde Stellungen wie die sogenannte **Torwart**- oder **Kutscherstellung** oder die **Lippenbremse**.

Ich fand diese atemerleichternde Stellung von allein heraus, als ich einen Atemnotanfall bekam. Unbewusst nahm ich diese Haltung ein, als wir bei einem Ausflug einen „Berg" erstiegen, den wohl nur ich als solchen empfand. Die anderen merkten anscheinend kaum, dass der Weg leicht anstieg.

Bei dieser Stellung steht der Kranke leicht nach vorn gebeugt und stützt sich mit den Händen auf den Oberschenkeln ab. Laienhaft gesprochen nimmt man hier den Druck vom Brustkorb und erleichtert so die Atmung.

Eine andere, inzwischen weit verbreitete Methode ist die Lippenbremse. Bei Anstrengung oder unter bestimmten Belastungen können die durch die COPD instabil gewordenen Bronchien beim

Ausatmen zusammenzuklappen, was die Atmung stark erschwert. Durch die Lippenbremse kann dieses Kollabieren verhindert werden, indem die Luft beim Ausatmen mit den zusammengepressten Lippen abgebremst wird. Dadurch wird ein leichter Widerstand aufgebaut und ein Gegendruck erzeugt, der sich von den oberen Atemwegen in die unteren Atemwege fortsetzt und so verhindert, dass dort die kleineren Bronchien kollabieren, also zusammenfallen.

Im ersten Moment denkt man natürlich bei Atemnot, dass man doch Luft benötigt und wenn man durch die zusammengepressten Lippen nur langsam ausatmet, wird es schlimmer. Das ist aber nicht so, denn durch die Lippenbremse schafft man erst einmal überhaupt Platz, damit Sauerstoff aufgenommen werden kann. Ich kann aus Erfahrung sagen, dass es funktioniert. Wichtig ist nur, nicht in Panik zu geraten, denn diese verschlimmert die Atemnot zusätzlich und man beginnt zu hecheln. Ich weiß, das ist leichter gesagt als getan. Aber wenn Du die Übung bereits einmal erfolgreich ausprobiert hast, wirst Du beim nächsten Atemnotanfall ruhiger sein und schneller wieder Luft bekommen.

Noch besser ist natürlich, es gar nicht so weit kommen zu lassen. Dafür ist es zunächst wichtig, seine Grenzen zu kennen, das heißt zu wissen, ab wann Atemnot droht bzw. wann sie bedrohlich wird. Ein Beispiel: Ich wohne im 5. Stock zum Glück mit Fahrstuhl. Anfangs kannte ich die übrigen Etagen gar nicht, da ich ausschließlich den Fahrstuhl benutzte. Im Laufe der Zeit gewöhnte ich es mir an, hin und wieder nach unten zu gehen. So lange es mir schlecht ging, traute ich mich nicht, auch mal für den Weg nach oben die Treppe zu nehmen

Irgendwann habe ich dann begonnen, eine Etage zu Fuß zu gehen. Nach und nach habe ich die Anstrengung erhöht, aber ab dem 3. Stock merke ich, dass ich ohne Pause stärkere Atemnot bekommen würde. Also mache ich eine Pause und erst wenn ich merke, dass es wieder geht, nehme ich die restlichen Treppen. Zurzeit meide ich wegen der Corona-Pandemie den Fahrstuhl generell und mache so meinen täglichen "Workout" durch das Treppengehen zum Briefkasten im Erdgeschoss.

Insgesamt ist es wichtig, rechtzeitig die richtige Entscheidung zu treffen: Wie gesagt renne ich jetzt nicht mehr, um den Bus noch zu erreichen, sondern nehme den nächsten. Genauso wenig laufe ich bei einem Regenguss zum Ferienhaus zurück, sondern akzeptiere, dass ich dafür klitschnass dort ankommen werde.

Für den Fall, dass es dann doch mal zu stärkerer Atemnot kommt und man vielleicht sogar das Gefühl hat, gar keine Luft mehr zu bekommen, empfehle ich das oben beschriebene "Wundermittel" der Lippenbremse, ggf. in Kombination mit der Torwart- oder Kutscherstellung. Dabei versuche ich auf mich selbst beruhigend „einzureden", auch wenn der Körper nach Sauerstoff schreit: »Ja, gleich kommt der Sauerstoff. Wir müssen nur erst Platz schaffen!« Ich halte mir dabei immer vor Augen, dass ich es bisher immer geschafft habe und es auch dieses Mal wieder klappen wird.

Viele Patienten haben auch ein sogenanntes Notfallspray, bei manchen auch Bedarfsspray genannt, das die Atemwege wieder erweitern soll. Das kann und sollte man natürlich in Anspruch nehmen. Wenn allerdings die Atemwege völlig verengt sind, muss man auch hierfür zunächst durch die Lippenbremse ein wenig Platz schaffen.

Borg-Skala

Atemnot ist natürlich etwas, das jeder Mensch subjektiv empfindet beziehungsweise einschätzt. Ein Versuch, die Stärke der Atemnot einzuordnen, ist die sogenannte **Borg-Skala**, die mir wie vermutlich vielen unter Atemnot leidenden Menschen immer wieder begegnet.

Zur Bewertung dieses, wie gesagt, subjektiven Belastungsempfindens wurde von dem schwedischen Physiologen Gunnar Borg die nach ihm benannte Borg-Skala der RPE-Werte (Received Perception of Exertion, also die Wahrnehmung der Anstrengung) angegeben. Zunächst ging Gunnar Borg hierbei von der Belastungsherzfrequenz aus.

Später stellte er aber fest, dass die Ermüdung viele subjektive psychologische Elemente hat und diese mitzuberücksichtigen waren.

Die daraufhin modifizierte Skala bezieht auch die bei zunehmender Belastung empfundene Atemnot ein, die durch die RPD-Werte (Received Perception of Dyspnea also die Wahrnehmung der Atemnot) angegeben werden.

Im Folgenden finden sich die Werte der Borg-Skala:

Wert	Beschreibung	Körperliche Anstrengung	Atemnot
0	Nicht wahrnehmbar	Unterforderung	Die Atmung ist noch nicht oder nur leicht wahrnehmbar
0,5	Sehr, sehr leicht	Noch weiteres Training möglich	
1	Sehr leicht		
2	Leicht		
3	Mäßig		
4	Etwas schwer	Deutlich körperlich anstrengend	Die Atmung ist deutlich spürbar, aber noch zu kontrollieren
5	schwer	Zunehmend ermüdend	
6	Sehr schwer 1. Stufe	Erleichtert, wenn der Durchgang vorbei ist	
7	Sehr schwer 2. Stufe	Körperlich Überlastung, Schmerzen, Übelkeit	Atemnot zwingt zum baldigen oder sofortigen Abbruch
8	Sehr schwer 3. Stufe		
9	Sehr, sehr schwer	Anstrengung zwingt zum Abbruch	
10	Maximal		

Gerade beim Training, egal ob im Fitnessstudio oder auch zuhause, lässt sich mit der Borg-Skala das Anstrengungsempfinden während der Trainingsbelastung bestimmen. Dabei kann man feststellen, wie körperlich anstrengend das Training ist und „wie viel" Atemnot der Trainierende dabei empfindet. Das hilft, die Leistung und die Trainingsintensität zu überwachen.

Die Stufe 0 steht für Ruhe und somit keine Atemnot, während die Stufe 10 eine maximale Atemnot repräsentiert. So weit sollte es natürlich beim Training auf gar keinen Fall kommen. Bereits vorher muss man das Training unbedingt abbrechen.

Es hilft sehr, seine eigenen Grenzen zu kennen, zu überwachen und zu versuchen, diese kontinuierlich zu erweitern, ohne sich zu überfordern. Ein Training in der richtigen Intensität hilft dabei, die Ausdauer zu stärken und die Lungenfunktion zu verbessern.

Exazerbation

Ein Begriff, der mir im Laufe der Jahre begegnete und im ersten Moment nicht so viel sagte, ist die "**Exazerbation**". Als ich zum ersten Mal davon hörte bzw. las, blieb nur hängen, dass ich mich davor hüten sollte. Ich brauchte auch eine gewisse Zeit, um mir den nicht unbedingt einprägsamen Namen merken zu können.

Bei Wikipedia findet man hierzu eine hilfreiche Definition:

Unter Exazerbation (lat. exacerbatio; „aufbringen", „aufstacheln") versteht man in der Medizin die deutliche Verschlechterung des Krankheitsbildes bei chronisch verlaufenden Erkrankungen. Als „akute Exazerbation" wird dementsprechend eine plötzliche Verschlechterung bezeichnet.

Für die COPD im Speziellen bedeutet dies, dass es sich bei einer akuten Exazerbation um eine Verstärkung der Symptomatik handelt, die über die normale Tagesschwankung hinausgeht, länger als 24 Stunden anhält und eine Intensivierung der Behandlung erfordert. Als Hauptsymptome treten hierbei Atemnot und vermehrter Schleim beim Husten auf, der durch Eiter bedingt immer gelblicher werden kann.

Exazerbationen treten in der Regel in Verbindung mit zusätzlichen Erkrankungen wie Grippe, Nebenhöhlenentzündung, Erkältung und so weiter auf.

Im Laufe meiner Krankengeschichte traten mehrere solcher Phasen ein, die in der Regel mit einer **Kortisonkur** und der Einnahme von Antibiotika verbunden waren. Bei einer solchen Kortisonkur nahm ich über 16 Tage Kortison, beginnend mit 40 mg pro Tag, um die Dosis dann alle 4 Tage um jeweils 10 mg zu vermindern.

An dieser Stelle möchte ich mich auch noch einmal für Impfungen stark machen, die aus meiner Sicht speziell für ältere Menschen, insbesondere aber auch für COPD-Erkrankte wichtig sind. Zum einen sei die jährliche Grippeschutzimpfung genannt, die vor den meisten Formen der Influenza schützen soll. Außerdem ist eine Impfung gegen Pneumokokken sinnvoll, um das Risiko einer Lungenentzündung zu senken. Während die Grippeschutzimpfung jährlich wiederholt werden muss, da sie immer nur vor der aktuell zu erwartenden Grippe schützt, hält der Impfschutz gegen Pneumokokken deutlich länger. Er beginnt etwa drei Wochen nach der Impfung und hält fünf Jahre an.

Wegen der Zunahme von FSME-übertragenden Zecken, ist auch eine regelmäßige Impfung gegen FSME zu empfehlen. Die ersten beiden Impfungen erfolgen im Abstand von 1 bis 3 Monaten, die dritte sollte je nach FSME-Impfstoff nach 5 oder 9 bis 12 Monaten erfolgen. Danach ist eine erste FSME-Auffrischung nach 3 Jahren, anschließend je nach Alter und Impfstoff alle 3 bis 5 Jahre nötig, um den bestmöglichen Schutz zu erzielen. Wie gesagt, ich bin kein Arzt und kann hier nur die Empfehlungen meiner behandelnden Ärzte weitergeben, die sich bei mir bewährt haben.

Zurück zum Thema Kortison. Als gravierendste Nebenwirkung bei der Einnahme trat bei mir der sogenannte "Fressflash" auf, das heißt, dass ich eigentlich ständig Hunger hatte. Das kannte ich ja schon aus den ersten Wochen der Behandlung, als ich noch regelmäßig Kortison eingenommen hatte.

In Zeiten von derartigen Exazerbationen fiel jede noch so kleine Anstrengung unglaublich schwer. Beim Haarewaschen am Waschbecken musste ich mich zwischendurch aufrichten, um wieder ein wenig Luft zu bekommen. Bei einer besonders schweren Erkrankung war bereits das Aufstehen aus dem Bett mit Atemnot verbunden. Die Lunge machte beim Atmen manchmal derart sonderbare Geräusche, dass ich das Gefühl hatte, nicht allein im Raum zu sein, bis ich merkte, dass ich selbst diese Töne beim Atmen erzeugte. Das Anziehen von Strümpfen war beinahe ein Ding der Unmöglichkeit, weil ich meine Lunge beim Bücken noch mehr einengte. Warum müssen die Füße auch so weit entfernt sein? ☺

Ganz ehrlich: In solchen Phasen konnte ich mir kaum vorstellen, dass mein Zustand sich je wieder verbessern würde, und ich machte mich darauf gefasst, dass ich irgendwann an den Punkt kommen würde, wo ich das Haus nicht mehr verlassen könnte.

Lungenfunktionstest

Mit der Krankheit ist wie gesagt ein regelmäßiger Besuch beim Lungenfacharzt verbunden, um den Krankheitsverlauf zu überwachen und rechtzeitig Verschlimmerungen zu erkennen und gegebenenfalls auch mit Veränderung der Medikation reagieren zu können.

Zu den Untersuchungen gehören bei mir bei jedem Besuch Wiegen, Blutdruckmessen, der **Lungenfunktionstest** und die Messung des Sauerstoffgehalts im Blut und einmal jährlich eine Röntgenuntersuchung der Lunge.

Was mir jedes Mal bevorsteht, ist der Lungenfunktionstest. Ich hasse ihn! Aber durch ihn lässt sich eine wichtige Messgröße bestimmen, der sogenannte **FEV1-Wert**. Als FEV1 (engl. Forced Expiratory Pressure in one Second) wird die Einsekundenkapazität bezeichnet, also die größtmögliche Menge an Luft, die man innerhalb von einer Sekunde forciert ausatmen kann. Ich sitze dann in der Kabine (scherzhaft auch Telefonzelle genannt). Für alle, die Telefonzellen nicht mehr kennen: Das waren kleine öffentliche Kabinen mit einem Telefonhörer an einer Schnur und Tasten zur Eingabe der jeweiligen Rufnummer. Ich sitze also in dieser Kabine, "darf" in einen Apparat atmen und auf Kommando tief Luft holen und "mit Schuss" hineinpusten. Erschwerend kommt hinzu, dass ich eine Nasenklammer aufgesetzt bekomme und ein Mundstück in den Mund nehmen muss, in das ich hineinatmen soll.

Leider bekomme ich regelmäßig das Würgen, wenn ich so etwas im Mund habe. Das ist vergleichbar mit einem Besuch beim Zahnarzt, wenn der unter Zuhilfenahme diverser Gerätschaften großflächig in meinem Mund arbeitet.

Beim Lungenfunktionstest habe ich also dieses Plastikteil im Mund und muss dadurch ein- und ausatmen. Zwischendurch schließt sich eine Klappe, gegen die ich dann weiteratmen muss, bis sie sich wieder öffnet. Als ich das erste Mal damit konfrontiert wurde, bekam ich einen Schreck und danach einen Erstickungsanfall. Inzwischen weiß ich ja, was mich erwartet. Deshalb erschrecke ich nicht mehr so sehr und überstehe es besser.

Und dann kommt die Anweisung: »Weit ausatmen, tief einatmen und mit Schwung ausatmen!« Das ist immer lustig, wenn man im Wartezimmer sitzt und regelmäßig dieses Kommando durch die Praxis tönt. Ich kann mir dann immer sehr gut vorstellen, wie ein männlicher oder weiblicher Leidensgenosse in dieser "Telefonzelle" sitzt und versucht, mit Kraft in das Gerät hinein zu pusten.

Spätestens beim zweiten Mal bekomme ich eigentlich immer einen Hustenanfall. Wenn ich Glück habe, dann war es das mit der Prozedur, möglicherweise "darf" ich es aber auch noch ein oder zwei Mal wiederholen.

Das Ganze wird von einem Computer ausgewertet und am Ende kommt eine Tabelle heraus, die der Arzt beim anschließenden Gespräch analysiert. Der wichtigste Wert ist der oben beschriebene FEV1-Wert.

Zur Einordnung des Schweregrades der COPD gibt es seit einiger Zeit den sogenannten **GOLD-Wert**. Das hat nichts mit dem teuren Metall zu tun, sondern steht für "**G**lobal Initiative for Chronic **O**bstructive **L**ung **D**isease".

Hierzu wurde für die einzelnen Schweregrade folgende Tabelle definiert:

GOLD 1	FEV1: mehr als 80 % des Sollwertes
GOLD 2	FEV1: 50 - 79 % des Sollwertes
GOLD 3	FEV1: 30 - 49 % des Sollwertes
GOLD 4	FEV1: weniger als 30 % des Sollwertes

Darüber hinaus gibt es weitere Messwerte wie die **VC** (**Vitalkapazität**). Sie ist eine Kenngröße für die Funktion der Lunge. Die forcierte Vitalkapazität (**FVC**) ist das Atemvolumen, das nach maximaler Inspiration (Einatmung) rasch und vollständig ausgeatmet werden kann.

Der FEV1-Wert ist dabei aber der wichtigere Wert, da er einen guten Maßstab für den Grad der Verengung der Atemwege gibt.

Zum FEV1-Wert ist außerdem noch interessant zu wissen, dass dieser im Laufe des Alters bei jedem Menschen sinkt. Statistisch gesehen verringert sich der Wert bei gesunden Menschen um ca. 20 ml pro Jahr. Bei COPD beträgt der Verlust im Durchschnitt 60 ml pro Jahr, kann aber zwischen 50 und 200 ml schwanken.

Einen Mini-Lungenfunktionstest kann man auch zuhause durchführen. Hierzu benötigt man ein **Peak-Flow-Meter**. Peak-Flow steht für Spitzenfluss. Mit diesem kleinen Gerät kann man die maximal mögliche Strömung der Atemluft beim Ausatmen messen. Es besteht aus einem Mundstück und dem eigentlichen Messgerät. Der kleine Kasten von ca. 15 cm Länge hat eine Skala und eine Art Schieber, der die Menge der ausgeatmeten Luft misst. Bei meinem Gerät geht die Skala zum Beispiel bis zu 800 Liter/Minute.

Die Handhabung ist ähnlich wie bei dem oben beschriebenen Lungenfunktionstest. Man atmet tief ein und atmet danach mit Schuss so kräftig wie möglich in das Gerät. Dabei ist es natürlich wichtig, das Mundstück mit den Lippen komplett zu umschließen, damit die Luft komplett in das Gerät gepustet wird. Bei Werten von etwa 400 Liter/Minute spricht man von leichter Atemnot, bei Werten zwischen 200 und 300 von mittelschwerer Atemnot, darunter handelt es sich dann um schwere Atemnot. Ich bewege mich aktuell bei etwa 300 bis 320.

Empfehlen kann ich für zuhause weiterhin eine regelmäßige Blutdruckmessung sowie die Überwachung des Sauerstoffgehaltes im Blut durch ein **Pulsoximeter**. Mit diesem Gerät ist eine einfache und kontinuierliche Überwachung der Herzfrequenz (Puls) und der Messung der arteriellen Sauerstoffsättigung (SpO2) möglich.

Zur kontinuierlichen Überwachung empfiehlt es sich, die Werte in einem **COPD-Tagebuch** festzuhalten. Es eignet sich zur Dokumentation von Peak-Flow-Werten, Sauerstoffgehalt im Blut, Puls, Blutdruck, Symptomen und Beschwerden sowie der eingenommenen Medikamente und hilft dem Arzt, beim nächsten Untersuchungstermin die richtigen Schlüsse zu ziehen und eventuell die Medikation anzupassen.

Der mündige Patient

Nachdem ich mich bereits direkt nach meiner Diagnose mit dem Thema beschäftigt hatte, arbeitete ich mich über die Jahre hinweg durch das Studium diverser Veröffentlichungen immer intensiver in die Beantwortung der Frage ein: Was bedeutet eigentlich COPD und was ist die Besonderheit bei einem Lungenemphysem? Leider war zu dem Zeitpunkt meiner ersten Recherchen Anfang der 90er Jahre das Internet noch nicht so aufschlussreich, wie es mittlerweile ist, und so war ich auf Literatur angewiesen. Auch die Reha-Maßnahme, die ich einige Jahre später durchlief, half mir dabei, mehr über die Krankheit zu erfahren.

COPD steht wie bereits erwähnt für "chronic obstructive pulmonary disease". Chronisch ist ja noch zu verstehen. In der Medizin steht es im Wesentlichen für sich langsam entwickelnd, langsam verlaufend, lange dauernd, wobei dies bei einer COPD nicht wirklich zutreffend ist, da COPD ja nicht nur „lange" andauert, sondern dauerhaft anhält. Mir war daher klar, dass es auch für "nicht mehr umkehrbar" steht. **Obstruktiv** steht für verengt oder verschließend. Im Fall der COPD heißt das also, dass die Möglichkeit der Atmung verengt bzw. zum Teil verschlossen ist. Und pulmanory disease steht ganz einfach für Lungenkrankheit.

In dem oben bereits erwähnten Buch "Leben mit Asthma, Bronchitis, **Emphysem**" von Professor Dr. med Linus Geisler fand ich eine kurze Beschreibung "meiner" Krankheit: "Lungenemphysem = Erweiterung der lufthaltigen Räume der Lunge durch Zerstörung von Lungenbläschen" (S. 35). Erweiterung klingt erst einmal gut, Zerstörung aber weniger und eine nähere

Betrachtung des Atmungsapparats verdeutlicht das Problem.

Die **Bronchien** verzweigen sich und münden in eine Gruppe von Lungenbläschen, den sogenannten Alveolen. Diese sind winzig, haben einen Durchmesser von 0,05 bis 0,25 mm und hängen an den Bronchien wie Trauben an der Rebe. Der gesunde Mensch hat davon 300 bis 400 Millionen. Die Angaben schwanken in den einzelnen Beschreibungen sehr stark, aber ich selbst konnte sie aus verständlichen Gründen weder zählen noch ausmessen. ☺

Diese Alveolen haben eine dünne Wand, durch die das Blut in feinste Gefäße fließt. Bei der Atmung strömt Luft in diese Bläschen und es erfolgt der Austausch der Atemgase. Durch die Wand der Bläschen wird Sauerstoff in die Blutgefäße aufgenommen, aus den Blutgefäßen wird Kohlendioxyd in die Alveolen abgegeben. So weit so gut.

Bei einem Lungenemphysem liegt eine mehr oder weniger starke Zerstörung der Alveolen vor, das heißt, statt unzählig vieler kleiner entstehen große, unelastische Lungenbläschen. Dadurch verringert sich die Gesamtoberfläche der Lungenbläschen enorm. Die Lungen enthalten bei Emphysem-Kranken mehr verbrauchte Luft, also CO_2, als bei Gesunden. Die Lunge ist überbläht und dehnt sich im Körper aus, was man auf einem Röntgenbild sehr gut erkennen kann. Das Stützgewebe der Lunge wird schlapp. Diese verminderte Elastizität führt zusätzlich zu einer Verminderung der Gasaustauschfläche.

Das Problem ist also vor allem das erschwerte Ausatmen, da der Emphysem-Kranke quasi nicht genügend Platz schaffen kann, um frische Luft, also Sauerstoff, einzuatmen. Dieses Phänomen tritt am Anfang nur bei Belastung auf, mit fortgeschrittener Erkrankung aber auch ohne Anstrengung.

Spannend blieb für mich die Frage, wie es bei mir zu dem Lungenemphysem gekommen ist, und ich muss gestehen, dass ich bis heute keine eindeutige Antwort hierauf habe. Wie schon gesagt, ist der häufigste Auslöser das Rauchen (ca. 90 % der Fälle). Neben Schadstoffen, wie z.B. dem Rauchen, gibt es andere mögliche Ursachen. Eine davon ist genetisch bedingt, und zwar ist es ein α1-Antitrypsin-Mangel. Zur Erklärung zitiere ich hier aus Wikipedia:

"Ein α1-Antitrypsin-Mangel oder α1-Protease-Inhibitor (α1PI) ist ein Akute-Phase-Protein, das Körpergewebe vor an Entzündungsprozessen beteiligten Enzymen schützt." Eine Erniedrigung des α1-Antitrypsin-Wertes ist etwa bei Lungenemphysem gegeben.

Im Normalfall tritt die Krankheit bei Menschen zwischen dem 50. und 70. Lebensjahr auf. Ich war gerade mal 30, als die Diagnose bei mir gestellt wurde. Letztlich aber ist diese Frage müßig, denn die Krankheit ist nun einmal da und ich musste lernen, mit ihr zu leben.

Noch einmal ein paar Worte zum Thema Rauchen. Es ist erwiesen, dass dies der Hauptverursacher für alle Formen von COPD ist. Allerdings gilt nicht der Rückschluss, dass alle Raucher eine COPD bekommen. Trotzdem ist klar: Aufzuhören zu rauchen ist bei einer erkannten COPD immer ein guter Rat und lohnt sich selbst im fortgeschrittenen Alter. Die Verschlimmerung der Beschwerden wird dadurch in jedem Fall verzögert.

Statistisch bekommen etwa 30 % der COPD-Kranken irgendwann Lungenkrebs. Ich vermute aber, dass dies damit zu tun hat, dass viele oder die meisten COPD-Patienten Raucher sind oder waren. Dass Raucher das

Risiko eingehen, an Lungenkrebs zu erkranken, ist weithin bekannt.

Neben der oben beschriebenen GOLD-Skala zur Einordnung des Schweregrads der Atemnot, gibt es noch die Einordnung in Patientengruppen, bei der folgende Kriterien entscheidend sind:

Die Häufigkeit von Exazerbationen in den vergangenen 12 Monaten und die individuelle Ausprägung der Symptome gemessen am **CAT-Score** oder alternativ am **mMRC-Score**.

Der COPD Assessment Test, kurz CAT, ist ein Fragebogen, mit dem beim Patienten die Auswirkungen der COPD auf das Wohlbefinden und das tägliche Leben des Erkrankten abgefragt werden. Das Test-Ergebnis kann vom Patienten und dem Arzt dazu verwendet werden, die Behandlung der COPD zu verbessern. Dieser Fragebogen kann online ausgefüllt werden. Die Seite ist zu finden unter: http://www.catestonline.org

Der mMRC-Score des **m**odified British **M**edical **R**esearch **C**ouncil (mMRC) gibt die Schwere der Atemnot von COPD-Patienten an. Diese Atemnot wird mithilfe des sogenannten mMRC-Grades in folgende Schweregrade eingeteilt:

- mMRC-Grad 0: Atemnot entsteht nur bei schweren Anstrengungen
- mMRC Grad 1: Atemnot erfolgt bei schnellem Gehen oder bei leichten Anstiegen
- mMRC-Grad 2: Der Patient geht langsamer als Gleichaltrige aufgrund von Atemnot
- mMRC-Grad 3: Atemnot tritt bereits bei Gehstrecke um 100 m auf
- mMRC-Grad 4: Patient bekommt bereits beim An-/Ausziehen Atemnot

Zusammenfassend ergeben sich diese vier Patientengruppen:

Gruppe	Exazerbationshäufigkeit	Symptomatik
A	niedrig (0-1 Exazerbationen/Jahr)	wenige Symptome CAT < 10 mMRC 0-1
B	niedrig (0-1 Exazerbationen/Jahr)	vermehrte Symptome CAT $\geq$ 10 mMRC $\geq$ 2
C	hoch ($\geq$ 2 Exazerbationen/Jahr)	wenige Symptome CAT < 10 mMRC 0-1
D	hoch ($\geq$ 2 Exazerbationen/Jahr)	vermehrte Symptome CAT $\geq$ 10 mMRC $\geq$ 2

TEIL 2: WIE KÖNNEN ÄRZTE/MEDIZINER UNS HELFEN?

Teil 2 behandelt das Zusammenspiel von Arzt und Patient, das ja in Teil 1 bereits etwas beleuchtet wurde, und zeigt Möglichkeiten auf, den Gesundheitszustand durch geeignete medizinische Maßnahmen zu verbessern.

Medizinische Eingriffe

Mit den Jahren entwickelte ich eine gewisse Routine und konnte meinen Körper immer besser einschätzen und akute Atemnot bis auf sehr seltene Fälle vermeiden. Ich lebte inzwischen seit etwa 4 oder 5 Jahren mit meiner Krankheit und der turnusmäßige Check beim Lungenfacharzt mit Lungenfunktionstest stand wieder an. Wie üblich dauerte es eine ganze Weile, bis ich alle Untersuchungen überstanden hatte und ins Sprechzimmer des Arztes gerufen wurde. Zu meinem Erstaunen saß mir dieses Mal allerdings nicht "mein" Arzt gegenüber, sondern eine Vertretung.

Der studierte meine Untersuchungsergebnisse, blickte mich ernst an und meinte dann ohne jegliche Einleitung: »Man könnte in Ihrem Fall auch über eine Lungentransplantation nachdenken.«

Ich kann mir vorstellen, dass ich in dem Moment ziemlich fassungslos ausgesehen habe. Was ich erwidert habe, weiß ich nicht mehr. Das einzige, was ich noch weiß, ist, dass ich aus dem Sprechzimmer gegangen bin und gedacht habe: »Dieser Mensch ist ja frei von jeglicher Empathie!«

Ich war mir relativ sicher, dass es Menschen mit COPD und Lungenemphysem deutlich schlechter gehen müsste, um über eine derart risikobehaftete Operation nachzudenken. So schlecht ging es mir wirklich nicht und mittlerweile war ich zum Glück auch mental wieder stabil genug, um mich von diesem Satz nicht herunterziehen zu lassen.

Beim nächsten Arztbesuch 3 Monate später habe ich meinem Stammarzt von dieser Aussage berichtet und ihm meine Meinung dazu deutlich mitgeteilt. Vermutlich haben sich noch andere Patienten über diesen Vertretungsarzt beschwert, denn seitdem hat die Praxis immer geschlossen, wenn mein Arzt im Urlaub, zu einer Fortbildung oder selbst krank ist.

An dieser Stelle möchte ich noch einmal betonen, wie wichtig es ist, einen Arzt seines Vertrauens zu haben. Insbesondere ist es gerade bei so einer Art von Erkrankung, die wie jede chronische Krankheit auch die Psyche belasten kann, notwendig, einen empathischen Arzt zu haben, mit dem man offen reden kann, der sich Zeit zum Zuhören nimmt und einen mündigen Patienten akzeptiert. Ich habe selbst ein zweites Mal diese Erfahrung gemacht, als ich nach einem Umzug zu einem anderen Lungenfacharzt gegangen bin, der in der Nähe meines neuen Wohnortes praktizierte. Schon bei meinem ersten Besuch dort musste ich feststellen, dass dieser Arzt kein Interesse an mir als Mensch zeigte. Er bezeichnete mich als austherapiert und machte keine Anstalten, meine Medikation zu optimieren oder neue medizinische Erkenntnisse mit mir zu teilen.

Nach dieser Erfahrung nehme ich weiterhin den weiten Weg zu meinem bisherigen Lungenfacharzt auf mich und hoffe, dass er noch lange weiter praktiziert und mich begleitet.

Irgendwann habe ich mich trotz allem über die Lungentransplantation informiert. Die vom Lungeninformationsdienst veröffentlichte Statistik besagt, dass die Lebenserwartung nach einer solchen Operation natürlich von diversen Faktoren abhängig ist. Drei Monate nach einer Herz- oder Lungen-Transplantation leben noch 89%, nach einem Jahr 80 %, nach 5 Jahren 53 % und nach 10 Jahren 32 % der Behandelten. In der Fachliteratur wird aber auch immer wieder darauf hingewiesen, dass eine solche Transplantation nur etwas für fortgeschrittene Lungenerkrankungen ist und natürlich ein hohes Risiko darstellt.

Etwa 25 Jahre nach diesem "Rat" des Vertretungsarztes denke ich zum Glück noch immer nicht über einen solch schwierigen Eingriff nach.

Die medizinische Forschung entwickelt außerdem glücklicherweise immer neue Methoden, um das Lungenvolumen quasi zu "optimieren".

Eine Methode ist die operative **Lungenvolumenreduktion** (LVR). Dies erstaunt im ersten Moment, wenn man darüber nachdenkt, dass die Kapazität bei einem Lungenemphysem ja bereits gering ist. Warum soll es helfen, wenn man sogar noch etwas von der Lunge entfernt? Aber hier muss man den Körper in seiner Gesamtheit sehen. Eine Überblähung der Lunge bedeutet, dass sie mehr Raum benötigt.

Der Körper aber bietet innerlich nur begrenzten Raum und insbesondere der wichtigste Atemmuskel, das **Zwerchfell**, benötigt Platz. Um seine Atemarbeit durchführen zu können, muss es sich auf und ab bewegen können. Wenn das Zwerchfell aber durch die Lunge nach unten gedrückt wird, fällt das Atmen natürlich schwerer. Die Lunge zu verkleinern, indem man Stellen mit zerstörten Alveolen operativ entfernt, bietet dem Zwerchfell also mehr Raum und damit mehr Möglichkeit, sich freier zu bewegen. Doch natürlich ist dieser Eingriff nicht umkehrbar.

Daneben gibt es inzwischen auch endoskopische Maßnahmen, die zu einer Verbesserung führen sollen, wie z.B. das Einsetzen von **Ventilen** oder **Coils**, um die Überblähung der Lunge zu verringern. Im Gegensatz zu Ventilen können Coils (also eine Art Spirale) nicht wieder entfernt werden. Beide Maßnahmen sind nur dann sinnvoll, wenn die Überblähung lokal in einem bestimmten Bereich der Lunge angesiedelt ist. Wenn sich diese verteilt, was bei mir selbst der Fall ist, ist der Effekt eher gering.

Das Prinzip bei diesen Maßnahmen ist es – vereinfacht ausgedrückt – die verbrauchte Luft aus den zerstörten Alveolen, also den großen Blasen, zu entfernen, um mehr Platz für frische Luft zu schaffen. Die sogenannten "**Endobronchialventile**" werden in einem nicht-operativen Verfahren in die Bronchien von krankhaft überblähten Lungenabschnitten eingelegt. Dies wird bei leicht narkotisierten Patienten im Rahmen einer **Bronchoskopie**, also einer Lungenspiegelung, durchgeführt. Bei der Einatmung schließt sich dieses Ventil und öffnet sich bei der Ausatmung. Hierdurch schrumpfen die aufgeblähten Lungenabschnitte, sodass sich gesunde Areale der Lunge wieder ausdehnen können. Der Eingriff selbst dauert ca. 60 Minuten. Selbstverständlich bestehen auch hier einige Risiken, zum Beispiel kann die Lungenoberfläche einreißen, es kann zu Infektionen oder leichten Blutungen kommen. Möglicherweise tritt auch keine Besserung ein und in seltenen Fällen können Ventile verrutschen oder sogar ausgehustet werden. Trotzdem sind sie natürlich mit deutlich weniger Risiken behaftet als eine Transplantation oder auch eine Lungenvolumenreduktion.

Die "Coils" können im Gegensatz zu den eben beschriebenen Ventilen nicht mehr entfernt werden. Coils sind Spiralen mit dem sogenannten Memoryeffekt, die gestreckt eingeführt werden und sich dann in der Lunge wieder spiralförmig zusammenziehen. Das Prinzip der "Coils" ist folgendes: Die implantierten Drahtspiralen raffen quasi das kranke Lungengewebe zusammen. Damit schaffen sie ähnlich wie bei der Lungenvolumenreduktion (LVR) mehr Raum für das noch gesunde Gewebe in der Nachbarschaft. Dadurch entsteht mehr Platz für die Atemfunktion, die natürliche Elastizität der Lunge wird verbessert und die Lunge kann sich beim Atemvorgang besser ausdehnen und auch wieder zusammenziehen. In der Folge lindert dies in der Regel die Atemnot der Patienten. Der Einsatz von "Coils" eignet sich allerdings wie gesagt auch nur dann, wenn zusammenhängende Bereiche der Lunge geschädigt sind, und eher nicht, wenn die zerstörten Alveolen über die gesamte Lunge verteilt sind. In diesem Bereich wird immer weiter geforscht, so dass es sicherlich sinnvoll ist, als mündiger Patient, die Entwicklungen zu verfolgen und ggf. den Arzt beim nächsten Besuch darauf anzusprechen.

Rehabilitationsmaßnahmen

Ich hatte schon über 12 Jahre mit der Krankheit mehr oder weniger gut überstanden, als mein Lungenfacharzt mir eine Reha-Maßnahme vorschlug. Im Nachhinein betrachtet wäre sie deutlich früher sicher sinnvoll gewesen. Man sollte seinen Arzt zeitig darauf ansprechen. Glücklicherweise gab es eine derartige Einrichtung in Hamburg, die sogar eine ambulante Reha-Maßnahme anbot. Da ich noch berufstätig war, musste die Maßnahme von der Rentenversicherung genehmigt werden. Rentner müssen den Antrag dagegen bei der Krankenkasse stellen.

Es dauerte mehrere Wochen bis die Rehabilitation genehmigt wurde. Ich wusste vorher nicht genau, was mich dort erwartete. In erster Linie dachte ich an Wellness-Maßnahmen, Informationen über die Krankheit, Atemübungen und ähnliches. Nachdem der Antrag bewilligt wurde, bekam ich ein Einladungsschreiben von der Einrichtung, aus dem genauer hervorging, wie die Reha ablaufen würde. Es gab tatsächlich diverse Schulungen zum richtigen Atmen, über Lungenkrankheiten allgemein und Informationen zu den verschiedenen Medikamenten.

Drei Wochen lang würde ich nun einen Großteil des Tages dort verbringen und allerhand über meine Krankheit erfahren, gute Tipps bekommen und Sport treiben.

Ich lernte tatsächlich jede Menge über den Atmungsapparat. Das waren teilweise Dinge, die ich eigentlich schon wusste, wie zum Beispiel die Information über den wichtigsten Atemmuskel, das Zwerchfell. Dennoch war es interessant, das Ganze im Zusammenhang zu betrachten.

Gleich zu Beginn wurden wir über die Ziele der Atemtherapie aufgeklärt. Dazu gehörten die Vorbeugung vor einer **Obstruktion**, also einer Verengung, die Erleichterung der Atmung, das Lösen und Abhusten von Sekret, eine Steigerung der Thoraxbeweglichkeit, die Koordination von Atmung und Bewegung, sowie insgesamt die Kräftigung der Atemmuskulatur.

Ich lernte verschiedene Atemtechniken kennen, bei denen ich in den Bauch, in die Flanken, das sind die unteren Rippenbögen, oder auch in den Rücken atmete. Interessanterweise kann man dies unterstützen, indem man die Hände an die entsprechenden Stellen des Körpers legt. Man atmet dann automatisch dorthin. Auch sogenannte atemerleichternde Stellungen waren ein Thema.

Die Lippenbremse habe ich bereits erwähnt. Ich war beeindruckt, wie gut sie funktionierte, als wir vor der Herausforderung standen, sechs Etagen zu Fuß hochzusteigen.

Neu war für mich der Unterschied zwischen produktivem und unproduktivem Husten. Prinzipiell merkt jeder Mensch beim Husten, welche Kräfte dort freiwerden. Als lungenkranker Mensch habe ich mit Husten sehr viel zu tun. Der produktive Husten dient dazu, Schleim oder Fremdkörper aus den Atemwegen zu entfernen. Dies ist nützlich. Dennoch muss man beim Husten vorsichtig sein, denn hierbei kann es zur Schädigung der Bronchialschleimhaut kommen. Auch die Behandlung mit Medikamenten sollte allerhöchstens in akuten Fällen durchgeführt werden und eine Unterbindung des Hustens durch Hustenblocker ist nicht zu empfehlen.

Es ist in jedem Fall besser, wenn möglich, Fremdkörper oder Schleim durch Räuspern zu entfernen. Trinken unterstützt dabei, indem es den Schleim verflüssigt.

Insbesondere bei Erkältungen kommt es oft zum unproduktiven Husten, der festsitzt und quälend ist. Dieser sollte natürlich möglichst schnell behandelt werden.

Klinikaufenthalt

Trotz aller Maßnahmen und Medikamente verschlechterte sich mein Gesundheitszustand und die Atemnot trat immer häufiger auf. Etwa 20 Jahre nach Beginn meiner Erkrankung riet mir mein Arzt zu einem Klinikaufenthalt, um abzuchecken, was man eventuell noch tun könnte, um die Atmung zu verbessern. Vorher wurde eine CT (Computertomographie) meiner Lunge durchgeführt, bei der dunkle Flecken auf der Lunge festgestellt wurden. Ich war beunruhigt, doch der Arzt vermutete, dass es sich "lediglich" um Vernarbungen im Lungengewebe handeln würde.

Ich stellte mich im Krankenhaus vor mit der Erwartung, dass sie mich untersuchen und dann wieder nach Hause schicken würden. Tatsächlich aber wollte man mich mehrere Tage dabehalten. Meine Frau fuhr daher schnell zurück in die Wohnung, um mir einige Dinge des täglichen Bedarfs zu holen.

Die nächsten Tage wurde ich eingehend untersucht. Die Überprüfung, ob es sich vielleicht um Asthma handelte, brachte erneut ein negatives Ergebnis. Die Diagnose Lungenemphysem wurde bestätigt.

Höhepunkt der Untersuchung war eine Bronchoskopie. Dabei wurde eine bewegliche Sonde (Bronchoskop) über die Nase in die Luftröhre eingeführt, um die Luftröhre und ihre großen Abzweigungen, die Bronchien, zu untersuchen. Dank einer leichten örtlichen Betäubung bekam ich nur wenig davon mit.

Ein Bronchoskop ist in der Regel ein dünner, beweglicher Schlauch. An seinem Ende befindet sich eine Videokamera. Um die Strukturen uneingeschränkt betrachten zu können, sind zusätzlich eine Lichtquelle und oft auch eine Spül- und Absaugvorrichtung angebracht. In meinem Fall teilte mir der Arzt später mit, dass auch ein wenig Schleim abgesaugt worden war.

Bei der Bronchoskopie besteht natürlich die Gefahr, dass Verletzungen oder leichte Blutungen auftreten. Das war zum Glück bei mir nicht der Fall.

Nach Abschluss aller Untersuchungen ging der Arzt mit mir die Ergebnisse durch. Das wichtigste Resultat war eine veränderte Medikation. Ich konnte das Theophyllin, das ich beinahe 20 Jahre lang eingenommen hatte, durch ein neues Medikament ersetzen oder sollte es zumindest versuchen. Das neue Medikament enthält den Wirkstoff Roflumilast.

Im Internet findet man hierzu folgende Beschreibung: *Roflumilast ist der erste zugelassene Arzneistoff aus der Gruppe der Phosphodiesterase-4-Hemmer (PDE-4-Hemmer), der zur Behandlung der chronisch obstruktiven Lungenerkrankung (COPD) eingesetzt wird.* (Quelle: Wikipedia) Das bekannteste Medikament mit diesem Wirkstoff ist **Daxas**.

Wie die meisten Arzneimittel hat auch dieses Medikament Nebenwirkungen, weswegen nicht bei jedem Patienten der Umstieg problemlos möglich ist. Ich kämpfte mich zwei Wochen lang durch Durchfall, Kopfschmerzen und Zittern. Danach ließen diese unangenehmen Nebenwirkungen zum Glück nach, und ich konnte das Medikament dauerhaft einnehmen. Mit Freuden verabschiedete ich mich vom Theophyllin. Mein Puls ist seitdem wieder normal und das Zittern der Hände hat deutlich nachgelassen.

Ich weiß allerdings von anderen Patienten, dass sie Roflumilast gar nicht vertragen, sodass der Arzt nach Alternativen suchen muss. Die Erfahrung, welches Medikament hilft, ist nicht so ohne weiteres übertragbar.

Jeder Patient muss es gemeinsam mit seinem Arzt ausprobieren und dabei Wirkungen und Nebenwirkungen abwägen.

Mein täglicher "Tablettenkonsum" hatte sich inzwischen gegenüber der Anfangszeit von 2 bis 3 Tabletten morgens und einer am Abend auf eine einzige pro Tag reduziert. Das empfand ich als große Erleichterung. Das tägliche Inhalieren hatte ich nach Rücksprache mit den Klinikärzten probeweise weggelassen und merkte keine Verschlechterung meines Zustands. Also hatte ich auch diese Zeit gewonnen.

Es ist immer empfehlenswert, sich wenn möglich in einer Fachklinik durchchecken zu lassen und auf jeden Fall auch eine oder mehrere Meinungen von anderen Fachärzten einzuholen.

TEIL 3: WAS KANN ICH SELBST ZU MEINEM WOHLBEFINDEN BEITRAGEN?

In diesem Teil beschreibe ich, welche Möglichkeiten man als Patient hat, sich zusätzlich zur Medikation Gutes zu tun, indem man seinen Körper trainiert.

Viele der in diesem Teil beschriebenen Übungen und Hilfsmittel habe ich während der ambulanten Reha kennengelernt.

Atemübungen

Atemerleichternde Körperstellungen hatte ich bereits kurz erwähnt. Neben der Torwart- bzw. Kutscherstellung gibt es weitere, wie zum Beispiel die Wandstellung, bei der man sich mit dem unteren Rücken an die Wand lehnt und den Oberkörper nach vorn beugt, oder den Schülersitz, bei dem man sich rittlings auf einem Stuhl sitzend auf dessen Rückenlehne abstützt.

Im Folgenden beschreibe ich einige Übungen, die ich bei der Reha gelernt habe:

Dehnlagen: Man legt sich mit dem Rücken auf den Boden und bildet mit dem Körper ein C, das heißt, man legt den linken Arm über den Kopf und schiebt sowohl Beine als auch den Oberkörper auf die rechte Seite. Diese Mondsichel sollte man ca. 8 Minuten beibehalten, dabei einige Mal in die gedehnte Seite tief einatmen und dann langsam in die Ausgangslage zurückkehren. Anschließend vergleicht man das Gefühl in den beiden Körperseiten und stellt erstaunliche Unterschiede fest. Die "durchlüftete" gestreckte Brustseite fühlt sich deutlich entspannter an als die andere. Daneben gibt es noch andere Dehnlagen wie die Schraube oder die untere Rückendehnlage.

Bei der Schraube liegt man auf der Seite, winkelt das obere Bein an und dreht dann nur den Oberkörper zur anderen Seite. Bei der Rückendehnlage liegt man mit angewinkelten Beinen auf dem Rücken und lässt beide Beine gemeinsam abwechselnd so weit wie möglich nach rechts und nach links schwingen, ohne dass der Oberkörper den Kontakt zum Boden verliert.

Atemtraining: Hierbei geht es um die Stärkung der Atemmuskulatur. Wie gesagt ist das Zwerchfell der wichtigste Atemmuskel. Eine Übung besteht etwa darin, in einer aufrechten Sitzposition oder auch im Liegen die Luft in den Bauch zu atmen und dabei zum Beispiel mit einem Gymnastikball einen leichten Druck auf den Bauch auszuüben, sodass es einen geringen Widerstand beim Einatmen gibt. Die Ausatmung sollte ohne Druck erfolgen, man darf die Luft einfach strömen lassen. Gut tut auch die Bauchlage, wo man auf einer harten Unterlage liegt und versucht, in den Bauch zu atmen, sodass sich beim Einatmen der Kreuzbereich etwas anhebt.

Eine weitere Übung ist die Atmung in die Flanken. Dabei hebt sich der Brustkorb. Lustig fand ich auch die Atmung mit Geräuschen, bei der man verschiedene Laute ausstößt, wie zum Beispiel t, p, sch oder f. Diese sollten kurz und kräftig erfolgen, auch wenn man sich dabei ein wenig albern vorkommt. Besonders in der Gruppe trainiert diese Übung auch dadurch das Zwerchfell, dass man kaum ernst bleiben kann. ☺

Nasenatmung: Man kann auch die Atmung durch die Nase steuern. Eine Variante ist das schnüffelnde Einatmen, das man mit 2 oder 3 Atemzügen durchführt, um danach normal weiter zu atmen. Eine andere Variante ist das Einatmen durch die Nase in den Bauch, wobei man jeweils ein Nasenloch zuhält.

Dies sind nur einige Beispiele von Atemübungen, die man, wenn möglich, mehrmals täglich durchführen sollte. Es gibt noch viele weitere. Mein Tipp: Dranbleiben!

Hilfsmittel

Ein generelles Problem bei Atemwegserkrankungen ist die Schleimbildung in den Atemwegen und die damit verbundene Mühe, diesen Schleim loszuwerden. Durch die teilweise Zerstörung der Flimmerhärchen ist es für Lungenkranke umso schwieriger, aber auch dringlicher, diese zähe Masse loszuwerden.

Es gibt verschiedene Hilfsmittel, die beim Schleimlösen unterstützen sollen.

Nach meinem Klinikaufenthalt erhielt ich das **RC-Cornet**. Dieses Gerät hilft, den festsitzenden Schleim auf physikalischem Wege zu entfernen.

Beim Ausatmen in das Mundstück entsteht ein positiver Druck, der die Schleimhäute quasi massiert. Die Bronchien werden durch das Blasen in das Gerät geweitet. Dadurch löst sich das Sekret in der Lunge, wird verflüssigt und danach abtransportiert.

Ein Gerät, das ähnlich wirkt, ist der **Flutter**. Im Innern des Geräts befindet sich eine Metallkugel, die beim Ausatmen aus ihrem Lager gehoben wird, sodass die Luft entweicht.

Da die Atemtherapie bei dem Flutter von der Schwerkraft abhängig ist, kann sie anders als beim RC-Cornet nur in aufrechter Position durchgeführt werden.

Ein Gerät, das nicht in erster Linie für Lungenkranke entwickelt wurde, aber sehr hilfreich für uns ist, ist der sogenannte Schwingstab. Dieser Stab, der aus Fiberglas besteht mit einem Griff aus aufgeschäumtem Naturkautschuk, kann entweder in eine Hand oder in beide genommen und geschwungen werden. Ist der Stab einmal in Schwingung, muss der gesamte

Bewegungsapparat versuchen, diese Vibrationen auszugleichen.

Hierbei wird die Tiefenmuskulatur angesteuert und gestärkt. Das sind kleine Muskeln, die sich direkt an der Wirbelsäule befinden und den Körper ständig unbemerkt ausbalancieren. Ein weiterer Effekt ist, dass durch diese Schwingungen ebenfalls der Schleim in den Bronchien gelöst wird.

Als letztes sei noch ein Gerät zum Training der Atemmuskulatur genannt, der sogenannte **Power breathe**. Die Technik, die dahintersteht, wird auch als "Hanteln für das Zwerchfell" bezeichnet. Ziel ist, dass durch den Einsatz des Gerätes die Atemmuskulatur angeregt wird, mehr zu arbeiten, um deren Stärke und Ausdauer zu verbessern. Die Arbeit mit dem Power breathe basiert auf einer Art Widerstandstraining der Atemmuskulatur, vor allem des Zwerchfells und der im Brustkorb befindlichen Atemmuskeln. Dies wird dadurch erreicht, dass der Patient sich beim Einatmen mehr anstrengen muss als normal, da dieses durch das Gerät erschwert wird. Beim Ausatmen ist dagegen kein Widerstand vorhanden. Man kann normal ausatmen, sodass die Brust- und Atemmuskulatur entspannen kann. Die Luft wird ganz natürlich aus den Lungen gedrückt. Die Stärke des Widerstandes kann manuell verändert werden. Beim Einatmen ist daher bei jeder Stufe mehr Arbeit zu leisten. Man sollte den Widerstand auf jeden Fall vorsichtig steigern und sich anfangs nicht zu viel zumuten, um sich nicht zu frustrieren.

Das Training, das ich hiermit absolviert habe, besteht darin, abwechselnd je eine Minute durch das Gerät zu atmen und Luft zu holen ohne Power breathe. Dieses sollte man sieben Mal wiederholen.

Ich möchte hier aber betonen, dass die genannten Hilfsmittel jene sind, mit denen ich persönlich Erfahrung habe. Auf dem Markt gibt es eine Fülle von weiteren Geräten, wie z.B. den Gelomuc, den Triball und viele andere mehr.

Sport ist ...

... nein, nicht Mord, sondern gut für jedermann, auch und gerade für Lungenkranke. Das habe ich im Laufe der Zeit gelernt.

Ich hatte nicht damit gerechnet, aber Sport war ein besonderer Schwerpunkt während der von mir besuchten Atemreha, und zwar ein spezieller Lungensport. Es wurde immer wieder betont, wie wichtig Sport gerade auch für Menschen mit COPD ist.

Das Problem vieler Lungenkranker ist die Angst vor Atemnot. Aus diesem Grund versuchen sie, diese zu vermeiden. Genauso hatte ich ja auch zu Beginn gehandelt, indem ich alles langsamer anging und auf Reisen immer einen großen Zeitpuffer einplante. Während ausreichend Zeit einzuplanen sicherlich sinnvoll ist, führt das fortwährende Vermeiden von Belastungen leider langfristig dazu, dass die Atemnot immer früher auftritt. Hier hilft der Lungensport, bei dem es wichtig ist, kontrolliert an die Grenzen zu gehen, um diese nach und nach zu erweitern.

Zur Verfügung standen in der Reha-Klinik diverse Geräte zur Muskelbildung, Fahrräder und Laufbänder. Bei meiner ersten Begegnung mit dem Laufband hatte ich das Gefühl, aus der Bahn zu fliegen oder alternativ den Erstickungstod zu sterben. Das Laufband war auf das "Höllentempo" von 2,5 km/h eingestellt. Nach 10 Minuten war ich schweißgebadet und hatte das Gefühl, dass sich mein Puls jeden Moment überschlagen und mein Blutdruck nicht mehr messbar sein würde.

Eine kleine Bemerkung am Rande: Diese Erfahrung ist etwa 17 Jahre her und das Tempo bei meiner inzwischen dritten Rehamaßnahme von vor ca. 2 Jahren lag zwischen

4,5 und 5 km/h. Hier zeigt sich der Trainingseffekt. Es geht also nicht immer alles nur abwärts, wie ich ursprünglich befürchtet hatte.

Sport und Bewegung sind unglaublich wichtig für jeden, aber sicherlich ganz besonders für Menschen, die Probleme beim Atmen haben. Ich bin überzeugt, dass mir gerade Sport und Bewegung im Rahmen meiner Möglichkeiten sehr geholfen haben, aus dem Tief herauszukommen und wieder mehr Spaß am Leben zu empfinden. Eine weitere positive Wirkung des Sports möchte ich hier auch noch beschreiben: Eine Nebenwirkung der Medikamente ist wie oben erwähnt auch die Osteoporose. Dies bedeutet, dass die Knochendichte einen bestimmten Wert unterschreitet. Dies betrifft zwar vor allem ältere Menschen und auch bei weitem nicht alle. Bei Frauen setzt der Abbau von Knochenmasse früher ein als bei Männern. Eine geringe Knochendichte erhöht das Risiko für Knochenbrüche. Dies ist eine weitere Gefahr für Menschen mit COPD, vor allem bei einer langfristigen Einnahme von Kortison. Doch auch hier hilft Bewegung.

Am besten wäre Joggen oder zügiges Walken, denn größere Schritte und die daraus resultierenden leichten Erschütterungen liefern die notwendigen Anreize für die Knochen, mehr Masse aufzubauen. Dies ist natürlich bei Lungenkranken nur bedingt möglich, aber auch hier ist es wichtig, die eigenen Grenzen auszureizen.

In der Reha wurde uns unter anderem auch Nordic-Walking beigebracht. Hierbei vergrößert sich durch Hinzunahme der Stöcke vor allem die Schrittlänge. Anfangs kam ich mir etwas albern vor, mit Stöckern in der Gegend "herumzuhampeln". Das gab sich aber nach wenigen Übungseinheiten.

Weiterhin ist Krafttraining ein optimales Knochenaufbauprogramm. Zur Stärkung der Knochenmasse sollte es ein vielseitiges Programm mit zahlreichen unterschiedlichen Übungen sein. Auch der dabei erreichte Muskelaufbau verbessert die Lebensqualität, weil der Oberkörper besser gehalten wird und die Lunge mehr Platz hat. Schwere Gewichte bringen prinzipiell mehr als leichte, doch wer bereits an Osteoporose leidet, muss hier natürlich Abstriche machen und sollte auf eine optimale Übungsausführung achten. Sicherheitshalber sollte man die ersten Schritte unter fachkundiger Anleitung unternehmen.

Interessanterweise verbesserten sich mein Blutdruck (tendenziell zu hoch) und mein Ruhepuls (zu schnell) durch den Sport ebenfalls.

Musste ich mich früher beim Spazierengehen entscheiden, ob ich gehen oder reden wollte, so ist inzwischen beides gleichzeitig möglich. In den ersten Jahren verliefen Unterhaltungen beim Spazierengehen so, dass meine Gesprächspartner beim Gehen das Gespräch bestritten und ich schweigend zuhörte, allenfalls nicken oder ein leises Ja bzw. Nein hauchen konnte. Wenn wir in einer Gruppe unterwegs waren und die anderen stehenblieben, um irgendetwas anzuschauen oder zu fotografieren, ging ich weiter, um einen Vorsprung herauszuarbeiten, damit ich es danach beim Gehen noch etwas ruhiger angehen konnte. Dieses Weiterlaufen musste ich mir später wieder abgewöhnen, weil ich inzwischen so "schnell" geworden war, dass mich die Familie nach dem Fotostopp nur im Laufschritt einholen konnte.

Dass sich mein Zustand noch einmal derart verbessern würde, hätte ich nicht geglaubt, denn in meinen schlechten Zeiten vermied ich ja längere Strecken generell und den Weg zum Bus, etwa 600 Meter, halbierte oder drittelte ich. Nach 200 bis 300 Metern war eine Pause nötig. Wenn der Bus kurz vor der Abfahrt war, lief ich wie schon beschrieben nicht, um ihn zu erreichen, denn mir saß noch der Schock in den Gliedern, weil ich es einmal getan und mit einem Erstickungsanfall "bezahlt" hatte.

Zu der Zeit, vor etwa 20 Jahren und auch später mit zunehmender Verschlechterung meines Gesundheitszustandes, war ich der festen Überzeugung, dass a. Sport nichts für mich wäre und b. es vermutlich nur noch schlechter werden würde. Zum Glück irrte ich in beiden Fällen kolossal. Allerdings ist es natürlich wichtig, beim Sport auch am Ball zu bleiben und nicht nur kurzzeitig zu trainieren, wenn man beispielsweise gerade an einer Rehamaßnahme teilnimmt. Es gibt an vielen Orten Lungensportgruppen mit gezielten Maßnahmen. Erfahrungsgemäß ist Sport in der Gruppe einfacher durchzuhalten, als es regelmäßig allein zuhause zu versuchen. Dazu gehört doch viel Disziplin. Mir hat die wöchentliche Teilnahme am Lungensport nicht nur sehr gut getan, sondern auch in der Gruppe viel Spaß gemacht.

Zur Zeit der Entstehung dieses Buches wird die Welt von der Covid-19-Pandemie heimgesucht. Ich habe es mir während der Kontaktsperre angewöhnt, den Fahrstuhl gar nicht mehr zu benutzen, sondern als täglichen Workout immer die Treppen zu nehmen. Natürlich lege ich regelmäßig Pausen ein, aber ich hätte mir vor einigen Jahren noch nicht vorstellen können, dass ich überhaupt bis in den 5. Stock zu Fuß würde gehen können. Auch das habe ich dem Sport und der regelmäßigen Bewegung zu verdanken.

Mit diesem Training kann man nach und nach seinen Körper immer besser einschätzen und gleichzeitig die Grenzen schrittweise erweitern.

Sitzen ist das neue Rauchen

Ich kann mich noch an Zeiten erinnern, wo überall geraucht wurde, vor allem in Restaurants, bei Feiern und so weiter. Wenn ich von einer Firmenfeier nach Hause kam, musste ich erst einmal meine komplette Kleidung in die Wäsche geben und am besten sofort die Haare waschen. Alles stank.

Die Gefahren des Rauchens waren zwar lange bekannt, aber das hatte bis vor wenigen Jahren keine Konsequenzen. Erst allmählich setzte sich die Erkenntnis durch, wie gesundheitsschädigend das Rauchen, aber auch das Passivrauchen ist, sodass Verbote erst in öffentlichen Räumen, dann zusätzlich in Restaurants und Kneipen angeordnet wurden.

Es gibt nun lustige Szenen, wenn an Bahnhöfen mit auf den Boden gemalten Quadraten Raucherzonen eingerichtet werden oder an Flughäfen Glaskabinen aufgestellt sind, in denen sich dichtgedrängt Raucher zusammenstellen, um ihre Lust zu befriedigen.

Diese Verbannung des Rauchens haben die meisten Nichtraucher mit Erleichterung zur Kenntnis genommen. Eine mögliche Schädigung durch andere ist somit minimiert. Das ist gerade für Menschen mit Lungenkrankheiten sehr wichtig. Was allerdings bleibt, ist die Schädigung durch Umweltverschmutzung.

Und mittlerweile gibt es noch ein weiteres Gesundheitsrisiko. Die Aussage lautet: Sitzen ist das neue Rauchen! Es ist eindeutig bewiesen: Die meisten von uns sitzen zu viel und bewegen sich zu wenig. Das ist gefährlicher als gedacht, wie immer mehr Studien beweisen. Es hört sich dramatisch an, aber Sitzen ist einer der größten Risikofaktoren für die Gesundheit, auch und gerade für Lungenkranke.

Studien haben beispielsweise ergeben, dass schon zehn Minuten Bewegung sich in einer Verbesserung der Herzfunktion niederschlagen, zehn Minuten Sitzen verschlechtern sie sofort wieder.

Natürlich ist gegen entspannendes Sitzen nach einer Anstrengung oder gemütliches Sitzen mit Freunden nichts einzuwenden. Das Problem ist vor allem das "Dauersitzen", etwa im Auto, im Büro oder vor dem Fernseher, ohne dass man sich nennenswert bewegt.

Es wurden negative Auswirkungen auf Zucker- und Fettstoffwechsel, den Blutfluss und die Gefäßfunktion festgestellt. Außerdem werden Entzündungsprozesse gefördert, Muskeln abgebaut und so weiter. Sitzen verbraucht kaum Energie, der Organismus arbeitet im Sparmodus. Das ist nicht schonend, sondern fördert Krankheiten.

Meine Empfehlung daher an alle Kranken: Bewegt Euch so viel wie möglich, natürlich ohne Euch dabei zu überfordern.

Ernährung

Natürlich ist gute Ernährung für jeden Menschen wichtig, ganz besonders gilt das aber für Kranke. Es wird geraten, sich ausgewogen zu ernähren, also abwechslungsreich, frisch und möglichst gesund.

Eine Empfehlung, die ich bei meiner ersten Reha-Maßnahme erhalten habe, geht dahin, seinen täglichen Bedarf aus insgesamt 7 Lebensmittelgruppen zu decken. Diese Gruppen sind:

- Getreide, Getreideerzeugnisse und Kartoffeln
- Gemüse und Salat
- Obst
- Milch und Milchprodukte
- Fleisch, Wurst, Fisch, Ei
- Fette und Öle
- Getränke

Sinnvoll ist es, innerhalb der Gruppen immer wieder zu wechseln. Außerdem ist es wichtig, täglich mindestens 1,5 Liter Flüssigkeit zu sich zu nehmen. Es versteht sich von selbst, dass das nicht unbedingt zuckerhaltige Getränke sein sollten. Zurückhaltung wird bei Fleisch, Wurst und Eiern empfohlen. Kleine "Extras" wie Snacks und Süßigkeiten sind nicht tabu, sollten aber maßvoll zu sich genommen werden.

Sehr viele Emphysemkranke leiden an Untergewicht. Das ging mir anfangs auch so. Trotzdem sollte man nicht versuchen, das Gewicht durch die oben genannten „Extras" zu erhöhen, sondern sich vollwertig und eiweißreich ernähren und dadurch nach und nach Gewicht aufbauen.

Insgesamt kann man zum Thema Gewicht festhalten, dass Untergewicht anfälliger macht für Infektionen, während Übergewicht eher zu Atemnot führen kann.

Der BMI (Bodymaßindex) ist hier sicher ein guter Indikator. Er ist die gebräuchlichste Formel zur Gewichteinordnung und ergibt sich aus dem Verhältnis des Körpergewichts in Kilogramm zu der Körpergröße in Metern zum Quadrat. Um aber eine Einschätzung zum eigenen Gewicht abgeben zu können, muss neben dem Gewicht und der Körpergröße auch das Alter berücksichtigt werden. Das Alter ist deshalb relevant, weil sich das Normalgewicht im Laufe des Alters verschiebt. Der BMI ist also eher als Orientierung zu sehen und nicht als Maß aller Dinge.

Folgende Tabelle kann hier als Orientierung gelten:

Alter	idealer BMI
19 - 24	19 - 24
25 - 34	20 - 25
35 - 44	21 - 26
45 - 54	22 - 27
55 - 65	23 - 28
älter als 65	24 - 29

Quelle: NRC, Diet and Health. Implications for Reducing Chronic Disease Risk (1989)

Etwa ab einem Alter von 40 Jahren verändert sich der Stoffwechsel und damit die Körperzusammensetzung.

Als Folge davon nehmen Menschen an Gewicht zu, das Normalgewicht verschiebt sich also und damit auch der empfohlene BMI. Mit weiter fortschreitendem Alter kann das Körpergewicht aber auch wieder sinken, denn ältere Menschen bauen verstärkt Muskelmasse ab. Das führt dann wieder zu einem geringeren Gewicht, so dass der BMI bei älteren Normalgewichtigen fälschlicherweise auf Untergewicht hindeuten kann.

Da bei Menschen mit großer Atemnot auch ein voller Magen zu Problemen führen kann, empfiehlt es sich, lieber mehrere kleinere Mahlzeiten am Tag einzunehmen.

Ein weiterer Ratschlag ist, langsam zu kauen und den Mund dabei geschlossen zu halten, um keine Luft zu schlucken. Bei blähenden Lebensmitteln ist besondere Vorsicht geboten. Noch einmal betonen möchte ich, wie wichtig insbesondere für Lungenkranke eine ausreichende Menge an Flüssigkeit ist, da sie dabei unterstützt, den Schleim, der sich bei Kranken bildet, zu verflüssigen.

Noch ein persönlicher Hinweis zum Abschluss dieses Kapitels: Bei Erkältungen oder zur Vorbeugung von Atemwegserkrankungen greife ich immer wieder zu dem bekannten Hausmittel: Hühnersuppe. Soweit ich weiß, gibt es keine ganz klare Erklärung, warum, aber eine allgemeine Anerkennung, dass sie hilft. Hühnerfleisch und viel frisches Gemüse sind in jedem Fall gut. Allerdings nehme ich dazu kein normales Suppenhuhn, sondern wenn möglich ein Biohuhn bzw. Biohähnchenschenkel. Suppenhühner sind meistens nicht von so guter Qualität wie Biohühner.

Tai Chi

Bei der Reha-Maßnahme kam ich in Kontakt mit etwas, das auch und gerade für Menschen mit Atemproblemen sehr hilfreich ist: Tai-Chi, speziell hier Tai-Chi – Qigong.

Dies ist eine chinesische Methode der Atmung und Bewegungsübung. Qigong und Tai-Chi sind meditative Bewegungsformen. Sie entstammen der traditionellen chinesischen Medizin und verbinden Übungen zur entspannten Konzentration mit Körper- und Atemübungen.

Grundlegend für Tai-Chi und Qigong ist dabei das Prinzip des Yin und Yang. Zur Erklärung von Yin und Yang greife ich noch einmal auf Wikipedia zurück: *Yin und Yang sind zwei Begriffe der chinesischen Philosophie, insbesondere des Daoismus. Sie stehen für polar einander entgegengesetzte und dennoch aufeinander bezogene duale Kräfte oder Prinzipien, die sich nicht bekämpfen, sondern ergänzen. Ein weit verbreitetes Symbol des kosmischen Prinzips ist das Taijitu, in dem das weiße Yang (hell, hoch, hart, heiß, männlich, positiv, aktiv, bewegt) und das schwarze Yin (dunkel, weich, feucht, kalt, weiblich, negativ, passiv, ruhig) gegenüberstehend dargestellt werden.*

Qi oder Chi bezeichnet in der traditionellen chinesischen Medizin die Lebensenergie. Gong bedeutet Arbeit beziehungsweise ständige Übung. Nach der chinesischen Medizin ist ein Mensch gesund, wenn diese Gegenpole vereinigt sind und die Lebensenergie Chi ungehindert durch seinen Körper fließen kann. Mit Hilfe von Tai-Chi sollen Blockaden aufgehoben werden, damit Energie wieder fließen kann. Nach dieser Lehre erhält die Arbeit am Qi das Gleichgewicht der Kräfte im Yin und Yang oder stellt sie wieder her.

Qigong kann man im Stehen, im Sitzen oder auch im Liegen praktizieren. Dabei richtet sich die Konzentration auf die Atmung, auf bestimmte Organe oder Körperbereiche. Mit langsamen, zielgerichteten Bewegungen unterstützt man ihre Wahrnehmung.

Tai-Chi zeichnet sich durch Bewegungen mit konzentrierter Atmung in Zeitlupe aus. Eine geschlossene Einheit von Tai-Chi-Übungen mit mehreren Stellungen kann bis zu 25 Minuten dauern. Es beginnt mit einer Aufwärmphase und der Lockerung der Gelenke. Es folgen Beruhigung und Entspannung in Form einer "Weltreise durch den Körper". Es folgen diverse Übungen, wie zum Beispiel:

- Regulieren
- Brust öffnen
- Den Regenbogen schwenken
- Die Wolken teilen
- Nach dem Mond schauen
- Wellen schieben
- Ball prellen
- Qi sammeln

Insbesondere durch die häufige Verlagerung des Gewichts von einem Bein auf das andere und die ständige Bewegung mit den Armen erfolgt die praktische Umsetzung der zugrunde liegenden Philosophie der Harmonie, dem Wechsel zwischen Yin und Yang. Auf jedes Heben folgt ein Senken, auf jede Linksdrehung eine Ausrichtung nach rechts. Wichtig ist vor allem, dass die Übungen nicht erzwungen werden dürfen. Man sollte also hierbei das "Leistungsprinzip" vergessen.

Ich habe mit Tai-Chi – Qigong gute Erfahrungen gemacht, auch wenn die Bewegungen in Zeitlupe erst einmal ungewohnt und gewöhnungsbedürftig sind.

Progressive Muskelentspannung

Eine gute Übung, nicht nur für COPD-Betroffene, ist die **Progressive Muskelentspannung**. Sie ist einfach zu erlernen und durchzuführen, aber sehr wirkungsvoll. Man kennt sie auch unter der Bezeichnung Progressive Muskelrelaxation, kurz PMR. Sie wurde in den 30er Jahren von dem amerikanischen Physiologen Edmund Jacobson entwickelt. Progressiv heißt sie, weil sie abschnittsweise (englisch: progressive) verschiedene Muskelgruppen einbezieht.

Die PMR läuft folgendermaßen ab: Man sucht sich einen ruhigen Ort und setzt oder legt sich bequem hin. Dann werden gezielt die Muskeln des Körpers in einer bestimmten Reihenfolge angespannt und wieder gelockert.

Folgende Schritte werden dabei durchgeführt:

- Muskeln für ca. 5 Sekunden anspannen, dabei den Atem möglichst nicht anhalten
- Die Spannung soll deutlich spürbar sein, ohne zu verkrampfen.
- Nach etwa 5 Sekunden die Spannung vollständig lösen und
- eine Ruhehause von etwa 30 Sekunden einlegen.
- Die Empfindungen der betreffenden Muskeln wahrnehmen, dabei besonders auf die Empfindungen achten, die auf die vollständige Lockerung der Anspannung folgen.

Zur Unterstützung gibt es diverse CDs, die einen auf der Reise durch den Körper im Rahmen der PMR anleiten.

Die PMR beginnt in den Unterarmen. Es folgen Oberarme (Bizeps), Schultern, Nacken und Gesicht. Weiter geht es mit den Rücken- und den Bauchmuskeln. Danach folgen die Oberschenkel, die Gesäßmuskeln und zuletzt die Unterschenkel (Wadenmuskel und die Schienbeinmuskel).

Danach sollte man vollständig loslassen und sich entspannen. Sofern man dies in Gruppen durchführt, muss man sich nicht von regelmäßigen Atemzügen anderer Teilnehmer irritieren lassen. Diese Übungen verleiten dazu, sanft einzuschlummern.

Nach dem Beenden des Ruhezustands sollte man schließlich die Arme mehrmals fest beugen und strecken. Wenn man es mag, kann man sich auch recken, strecken und rekeln. Nach einigen tiefen Atemzügen öffnet man die Augen und erhebt sich langsam. Ich fühle mich danach immer frisch und ausgeruht.

TEIL 4: WELCHE AUSWIRKUNGEN HAT DIE KRANKHEIT AUF MEINEN GEMÜTSZUSTAND?

Nachdem ich jetzt einiges über die medizinischen Hintergründe der Krankheit geschrieben habe und darauf eingegangen bin, wie wir unseren Zustand mit Hilfe der Medizin oder auch durch unser eigenes Verhalten verbessern können, möchte ich in diesem Abschnitt meinen persönlichen Lebensweg seit der Diagnose schildern. Nicht nur körperlich, sondern auch seelisch ging es Auf und Ab in meinen 30 Jahren mit der COPD mit Emphysem.

Schweigen über die Krankheit

Ich habe es bereits erwähnt, kann mir mein Verhalten aber im Nachhinein nicht eindeutig erklären. In den ersten Jahren versuchte ich, meine Krankheit nach außen hin zu verstecken. Anscheinend war es mir unangenehm, zuzugeben, dass ich an einer unheilbaren Krankheit litt, die mich zumindest körperlich einschränkte. Vermutlich wollte ich mich nicht bedauern lassen oder als nicht mehr belastbar eingeschätzt werden. Vielleicht lag es aber auch daran, dass ich die Krankheit erst einmal für mich selbst akzeptieren musste.

Eine Freundin starb mit gerade einmal 30 Jahren an Krebs. Dagegen erschien mir meine Erkrankung plötzlich harmlos. Ich ging weiterhin meinem Beruf nach, was mich bisweilen zwar körperlich an meine Grenzen führte, aber ich versuchte, mich so gut es ging durchzubeißen. Als

Projektleiter war ich sehr gefordert mit vielen Überstunden und reichlich Stress.

Doch dann, etwa 10 Jahre nach Beginn meiner Erkrankung, kam die nächste Herausforderung: Ich leitete ein Projekt, bei dem wir mit einer Firma in England zusammenarbeiteten. Es gab einen Besprechungstermin in der Nähe von London. Meine Frage an den Lungenfacharzt, ob es wegen der dünnen Luft ein Risiko wäre zu fliegen, beantwortete er mit: »Das müssen Sie ausprobieren!«

Zur Information über die dünne Luft: Wer mit dem Flugzeug über weite Strecken unterwegs ist, befindet sich in einer Höhe von 9.000 bis 12.000 Metern. Durch eine Technologie wird in Flugzeugen eine Art künstliche Atmosphäre geschaffen. Diese entspricht allerdings in etwa der Luft bei einem Aufenthalt in circa 2.000 Metern bis 2.500 Metern Höhe. Das kann bei manchen Lungenkranken zu Sauerstoffmangel führen.

Ich fragte mich, wie dieses "Ausprobieren" aussehen würde. Was würde passieren, wenn ich in der Luft auf einmal Atemnot bekäme? Zum "Üben" flog ich mit meinem Chef zu einer Besprechung von Hamburg nach Frankfurt.

Auch dieses Mal erzählte ich ihm nichts von meiner Krankheit, saß schwitzend im Flugzeug neben ihm und bemühte mich, ruhig und gleichmäßig zu atmen. Das Flugzeug hob ab und ich atmete. Es erreichte die Reiseflughöhe und ich … bekam immer noch ausreichend Luft. Auch der Landeanflug verlief ohne Probleme. Ich war erleichtert.

Beim Kunden angekommen mussten wir in den Besprechungsraum im 1. Stock. Ich stieg die Treppen hoch und bekam kaum Luft, schaffte es aber, die Personen zu begrüßen, ohne dabei blau anzulaufen.

Danach waren die Flüge nach London, und davon gab es in den nächsten Monaten einige, kein Problem. Nur Langstreckenflüge waren wegen der Reiseflughöhe und der Dauer weiterhin tabu.

Hin und wieder gab es blöde Bemerkungen, gerade beim Fahrstuhlfahren, wenn ich eine oder zwei Etagen mit dem Fahrstuhl fuhr. Da hörte ich dann Texte wie: »Dieses kleine Stück kann man doch wohl laufen, oder?«

Da ich mittlerweile schnell kurzatmig wurde, war das Laufen mit Gepäck (Rucksack und Koffer) äußerst mühsam, sodass ich oft auch für kurze Strecken ein Taxi orderte. Das brachte mir viele ärgerliche und sogar wütende Bemerkungen von Taxifahrern ein, die sich nun nach der sehr kurzen Fahrt wieder in die lange Schlange am Taxenstand einreihen mussten. Mich nervte es in derartigen Situationen, mich erklären zu müssen, und daher ließ ich es meistens sein.

Es dauerte ungefähr weitere 5 Jahre, bis ich mir selbst die Frage stellte, warum ich nicht zu meiner Krankheit stand. So gab ich mir einen Ruck und erzählte zunehmend freimütig von meiner Einschränkung. Überraschenderweise erhielt ich viel Verständnis und Rücksichtnahme, ohne dass ich das Gefühl hatte, ansonsten anders behandelt zu werden als vorher. Ich wurde weiterhin als vollwertig gesehen.

Mein Rat daher: Stehe zu deiner Krankheit und den Einschränkungen, die sie mit sich bringt.

Es wird immer schlechter

Trotz aller Disziplin ging es mir im Laufe der Jahre schlechter, zunächst schleichend, aber durch eine Exazerbation gab es dann einen richtigen Einbruch.

Vor ungefähr 6 Jahren, also etwa 24 Jahre nach der Diagnose meiner Erkrankung, erwischte mich im November eine starke Erkältung, die sich vor allem auf die Bronchien setzte. Ich bekam meine Kortisonkur, dazu Antibiotika und hoffte, dass es helfen würde.

Die 16 Tage Kortisonkur waren vorbei, nach 10 Tagen hatte ich alle Antibiotika Tabletten genommen, aber es wurde nicht besser. Ich schleppte mich durch die Tage, versuchte, Anstrengungen zu vermeiden. Bücken war mühsam, Strümpfe anzuziehen, verursachte Atemnot. Warum müssen die Füße auch so weit entfernt sein, fragte ich mich jeden Tag. ☺

Es wurde Weihnachten, wir trafen uns mit der Familie bei uns zuhause. Die anderen fuhren in die Kirche, aber ich blieb daheim, weil ich mich so schlecht fühlte. Kleiner Einschub: Im letzten Jahr zu Weihnachten sind meine Frau und ich zum Abendgottesdienst beinahe 3,5 Kilometer zu Fuß gegangen.

Zurück zu dem Weihnachtsfest vor etwa 6 Jahren. Ich bereitete einen Teil des Essens vor, musste mich aber zwischendurch immer wieder hinsetzen, um eine Pause zu machen, weil ich mich schlapp fühlte und Probleme beim Atmen hatte.

Die Familie kam zurück, und ich überstand gerade noch das Essen, bevor ich mich erst einmal hinlegen musste. Ich lag auf dem Bett und schnaufte. Der Atem rasselte und mich durchfuhren düstere Gedanken: *Was ist, wenn das jetzt das Optimum ist und es ab jetzt nur noch schlechter wird?*

Was bedeutet Exazerbation noch mal? Ach ja: Bei einer akuten Exazerbation handelt es sich um eine Verstärkung der Symptomatik, die über die normale Tagesschwankung hinausgeht, länger als 24 Stunden anhält und eine Intensivierung der Behandlung erfordert.

Ich aber hatte diese intensive Behandlung bereits durchlaufen und es war nicht besser geworden. Die Konsequenzen aus dieser Erkenntnis wollte ich nicht vollständig auf mich einwirken lassen. Mühsam schob ich meinen Körper aus dem Bett und gesellte mich schweratmend wieder zu meiner Familie.

In der nächsten Wochen ging ich allenfalls mal auf die Terrasse, um frische Luft zu schnappen. Wenn wir dann doch mal die Wohnung verließen, brauchte ich zum Jacke- und Schuhe-Anziehen mehrere Minuten. Zum Glück wohnen wir barrierefrei und haben einen Fahrstuhl. Als dieser mal kaputt war, blieb mir nichts anderes übrig, als mehrere Tage lang zuhause auszuharren, denn wir wohnen ja im 5. Stock. Diese fünf Etagen nach oben zu gehen, wäre in der Zeit vermutlich eine Tagesaufgabe gewesen.

Ich würde mich wohl mit diesen Einschränkungen meiner Mobilität arrangieren müssen, dachte ich, hoffte aber weiterhin auf eine Besserung im Frühjahr.

Der Januar ging vorbei, der Februar und auch der März kam. Meine Erkältung blieb hartnäckig. In ganz kleinen Schritten wurde es besser, pendelte sich aber auf einem niedrigen Niveau ein, was meine subjektive Einschätzung auf der Borg-Skala anbelangte. Es schwankte je nach Tageszeit und Belastung zwischen 4 und 7.

Der Weg zum Bus, etwa 600 Meter, war nur mit mehreren Pausen zu bewältigen. Beim Atmen hatte ich den Eindruck, dass die Luft nur bis zur Mitte des Brustkorbes fließen würde. Alles darunter war Quälerei. Es fühlte sich an wie eine innere Rüstung, die kaum etwas durchlassen wollte.

Allmählich setzte sich bei mir die Erkenntnis durch, dass ich wohl jetzt mit diesen massiven Einschränkungen würde leben müssen. Ich teilte mir die Wege ein, plante für den Gang zum Bus deutlich mehr Zeit ein und hoffte, dass die Rolltreppe funktionieren würde, wenn ich vom Bus in die U-Bahn umsteigen musste. Da ich gezwungen war, zur Arbeit meinen Laptop mitzunehmen, hatte ich also auch noch Ballast dabei, was die Fortbewegung zusätzlich erschwerte.

Hin und wieder gab es Dienstreisen, und ich plante akribisch, nur das absolut Notwendige mitzunehmen, damit Laptop-Rucksack und Koffer nicht zu schwer wurden.

Meistens aber konnte ich von Zuhause arbeiten, was das tägliche Leben für mich deutlich erleichterte. Trotzdem war das Atmen mühsam, hin und wieder bekam ich starke Atemnotanfälle und meine Lungenwerte pendelten sich bei den Untersuchungen auf einem niedrigen Wert ein.

Inzwischen hatte sich mein Grad der Behinderung (GdB) von ursprünglich 30 % über 50 auf nunmehr 70 % erhöht, was meinem persönlichen Empfinden deutlich entsprach.

Spaziergänge absolvierte ich im Schneckentempo. Wenn meine Frau auf Dienstreise war, ließ ich mir Lebensmittel meistens nach Hause liefern, und allein die zur Wohnungstür gebrachte Ware auf die Schränke zu verteilen, brachte mich ins Schwitzen und nahm mir die Luft.

Ich fühlte mich am Ende, versuchte aber trotzdem, das Beste aus der Situation zu machen. Und dann passierte ein weiteres Malheur: Ich biss auf ein Stück Schokolade und es krachte. Eine Brücke war in die Jahre gekommen, abgebrochen und, wie sich kurz darauf herausstellte, hatte sie auch ihre Verankerung mit in die ewigen Jagdgründe genommen. Auch das noch!

Ich ging zum Zahnarzt und der eröffnete mir: »Damit müssen Sie zum Kieferchirurgen.«

Ich machte mich auf eine schmerzvolle Zeit gefasst.

Eine überraschende Wendung

Ich hatte einen Termin beim Kieferchirurgen. Er machte eine Röntgenaufnahme, die das Dilemma aufzeigte und wir vereinbarten, wann er die Wurzeln ausgraben würde.

Am Vorabend des Termins gab es wolkenbruchartige Regenfälle. Am nächsten Morgen machte ich mich auf den Weg zum Kieferchirurgen. Seine Praxis lag im 4. Stock. Leider hatte es durch den Starkregen des Vorabends einen Kurzschluss mit Stromausfall gegeben, sodass der Fahrstuhl ausgefallen war. Wegen meiner Luftnot (und zugegeben auch zusätzlich noch wegen meiner Angst vor der OP) traute ich mir nicht zu, die Treppen bin in das 4. OG zu steigen.

Ich rief in der Praxis an und fragte, bis wann ich kommen könnte und bekam die Auskunft, dass ich innerhalb der nächsten halben Stunde erscheinen müsste, ansonsten wäre ein neuer Termin nötig.

20 Minuten später lief der Fahrstuhl wieder und ich kam unters Messer. Erstaunlicherweise ging es reibungslos ab und ich hatte kaum Schmerzen. Nun musste ich einige Wochen warten, bis mein Zahnarzt tätig werden konnte.

Du fragst Dich inzwischen sicherlich, weshalb ich so ausführlich von meinen Zahnproblemen berichte in einem Buch über COPD. Noch etwas Geduld bitte, der Zusammenhang erschließt sich bald.

Ich hatte mich für ein Implantat entschieden, sodass der Zahnarzt erst einmal zwei Pflöcke in meinen Kiefer einschlagen musste. Die Geräusche klangen wie in einer Tischlerwerkstatt. Um gegebenenfalls auftretende Entzündungen zu vermeiden, gab mir der Arzt eine Schmerztablette mit und verschrieb ein Antibiotikum.

Zuhause wartete ich, dass die Betäubung nachlassen und die Schmerzen kommen würden, aber wiederum waren diese kaum spürbar. Artig nahm ich das Antibiotikum, das mir der Arzt verschrieben hatte.

Einige Tage später merkte ich eine Veränderung. Meine Kurzatmigkeit war deutlich geringer geworden. Ich ging zum Bus, ohne eine Pause einlegen zu müssen.

Wir machten Urlaub in Dänemark. Bei einem gemeinsamen Spaziergang mit der Familie "machte ich wieder Meter", wenn die anderen stehenblieben, bis mir meine Frau sagte, dass das anscheinend nicht nötig wäre, weil ich beinahe so flott ginge wie alle anderen. Und plötzlich konnte ich mich beim Gehen in ganzen Sätzen, sogar in mehreren hintereinander unterhalten. Sollte es das Antibiotikum gewesen sein?

Beim nächsten Besuch erzählte ich meinem Lungenfacharzt davon und zeigte ihm, welches Antibiotikum ich bekommen hatte. Er sah mich erstaunt an und meinte nur, dass das der Vorgänger von dem Antibiotikum sei, das er mir immer verschrieben hatte. Rätselhaft!

Zu meiner Freude stellte ich auch beim Lungensport fest, dass ich das Tempo auf dem Laufband deutlich steigern konnte, ohne völlig aus der Puste zu sein. Wenn ich Treppen stieg, musste ich nicht mehr nach einer halben Etage pausieren, sondern schaffte drei Etagen, bis ich die erste Verschnaufpause einlegen musste.

Eine Challenge meiner Krankenkasse, in der man zehn Wochen lang 60.000 Schritte pro Woche absolvieren sollte, schaffte ich relativ problemlos.

Getränkekisten, die bis dahin meine Frau immer schleppen musste, konnte ich plötzlich tragen. Das gab mir eine ganz neue Freiheit.

Die Erfahrung rund um die Zahnbehandlung zeigte mir, dass sich offenbar im Laufe der Zeit auf mein Emphysem eine bakterielle Infektion gesetzt hatte, die zu einer zusätzlichen Verschlechterung meines Gesundheitszustandes geführt hatte. Durch das Antibiotikum und meine oben beschriebenen Maßnahmen, wie z.B. Sport, Bewegung etc. gab es dann diesen positiven Schub in meinem Befinden. Ich musste also zum Glück meinen damaligen Zustand nach der Exazerbation nicht als langfristig akzeptieren.

Neuseeland

Lange Jahre sollte ich wie bereits erwähnt lieber gar nicht fliegen. Nachdem ich dann meinen ersten Inlandsflug und diverse Flüge nach London überstanden hatte, traute ich mich auch an solche ins europäische Ausland, wie zum Beispiel Lanzarote oder in die Türkei.

Transatlantikflüge vermied ich aber lieber weiterhin. Meine Frau besuchte die Tochter in Kanada, ich blieb aber lieber zuhause. Ein Flug mit einer Dauer von 7 Stunden und über den Ozean erschien mir dann doch zu riskant, da ich befürchtete, dass ich dann zu wenig Sauerstoff bekommen würde.

2014, als es mir noch nicht so wirklich gut ging, bereisten wir Irland. Ich musste es zwar ruhig angehen lassen, genoss den Urlaub mit viel Zeit in der Natur aber sehr. Zwei Jahre später, als es mir dank der Zahnbehandlung wieder deutlich besser ging, entschied sich der jüngste Sohn, nach dem Abitur für ein Dreivierteljahr "work and travel" in Neuseeland zu machen. Selbstverständlich wollte meine Frau ihn besuchen, und zwar gern mit mir gemeinsam. Ich konnte es mir nicht vorstellen, die Reise mitzumachen, und zuckte nur müde mit den Schultern. Einmal um die halbe Welt zu reisen, schien für mich jenseits allen Vorstellungsvermögens.

»Frag doch mal den Arzt, was er dazu meint«, bat mich meine Frau. Ich war mir sicher, welche Antwort ich bekommen würde, und dachte, sie könne die Reise schon mal ohne mich planen.

Als ich bei meinem nächsten Arzttermin diese Frage vorsichtig anschnitt, erwartete ich einen Ausruf wie: »Sie spinnen wohl« oder zumindest etwas in der Art.

Doch der Arzt lächelte mich an und antwortete zu meiner Überraschung: »Sie sind ja gut eingestellt. Ich sehe da kein Risiko.«

Ich sah ihn überrascht an und er setzte fort: »Ich verschreibe Ihnen da etwas.« Ich erwartete ein Notfallspray, irgendeinen Hammer, der mir bei akuter Atemnot helfen würde. Aber ich bekam ein Thrombosemedikament.

Zuhause angekommen berichtete ich meiner Frau von dem für mich überraschenden Ergebnis und kurze Zeit darauf planten wir unsere Reise nach Neuseeland.

Der Hinflug ging zunächst über Dubai und von da aus nach Singapur. Bis auf die Schwierigkeit, irgendwann nicht mehr sitzen zu können, hatte ich überhaupt keine Probleme. In Singapur verbrachten wir zwei interessante Tage mit unglaublich feuchter, aber warmer Luft und es ging mir gut.

Der Weiterflug über Brisbane und dann nach Auckland verlief ebenfalls reibungslos, sodass ich die drei Wochen in Neuseeland genießen konnte.

Der Rückflug nach Dubai dauerte sage und schreibe 18 Stunden und wieder konnte ich frei atmen. Wenn ich meine aktuelle Situation mit der vor wenigen Jahren vergleiche, kann ich nur staunen. Man sagt ja, dass die Lunge nicht reparabel ist. Aber ganz offensichtlich kann man sehr viel tun, um die Atemprobleme zu verbessern.

Dranbleiben

Seit etwa drei Jahren hält der Zustand der Besserung nun an. Ich nehme weiterhin meine Medikamente, lasse mich im Herbst gegen Grippe impfen und achte darauf, mich regelmäßig zu bewegen.

Es ist wirklich so, wie ich im Laufe dieses Buchs schon mehrfach geschrieben habe: Auch wenn man Einschränkungen im täglichen Leben in Kauf nehmen muss, ist es wichtig, sich nicht unterkriegen zu lassen und immer wieder an die eigenen Grenzen zu gehen. Dranbleiben heißt die Devise!

Das heißt, dass man auf sich achtet, die Ratschläge des Vertrauensarztes befolgt, die Medikamente regelmäßig nimmt und sich viel an der frischen Luft bewegt. Und ich kann es immer wieder nur betonen, wie wichtig Sport ist. Man muss nicht unbedingt in einen Sportverein eintreten, auch wenn Sport in der Gruppe das Dranbleiben erleichtert. Viele Übungen kann man auch zuhause machen. Dafür gibt es Hilfsmittel, die man nutzen kann, wie zum Beispiel den bereits erwähnten Schwingstab oder auch einen Gymnastikball.

Außerdem gibt es diverse Bücher mit Übungen, die man machen kann, um die Beweglichkeit und auch die Atemtätigkeit zu unterstützen. Hinzu kommen gezielte Atemübungen. Auch hierfür gibt es zahlreiche Bücher oder auch CDs, ebenso wie die bereits erwähnten Hilfen für die Progressive Muskelentspannung.

Ich sage es noch einmal: Dranbleiben ist wichtig!

Mein persönliches Fazit

Die Diagnose COPD hört sich schlimm an. Und wenn man dann hört, dass es die vierthäufigste Todesursache ist und vermutlich bald die dritthäufigste sein wird, dann kann einen die Tatsache, daran erkrankt zu sein, heftig niederdrücken.

In diesem Buch habe ich, denke ich zumindest, durchklingen lassen, dass es mir auch so ging. Viele Menschen, die daran erkranken, sind bereits im fortgeschrittenen Alter. Ich war gerade einmal 30 Jahre alt, gehöre also nicht zu den typischen Kranken einer COPD. Auch war bei mir das Rauchen vermutlich nicht die Ursache.

Was für meinen Krankheitsverlauf typisch war, ist die Verschlechterung des Zustands gewesen. Auch ich habe schlimme Atemnot und Gewichtsverlust erlebt. Ich war zeitweise am Verzweifeln und mutlos. Außerdem kostete mich die Krankheit neben Kraft auch sehr viel Zeit. Alle drei Monate verbringe ich einen halben Tag beim Arzt. Lange Jahre inhalierte ich drei bis vier Mal am Tag und ich habe in meinem Leben inzwischen sicher kiloweise Medikamente geschluckt.

Aber ich habe mich nicht unterkriegen lassen. Ich wollte das Beste aus meiner angeschlagenen Gesundheit machen. Wie kostbar Gesundheit ist, merkt man erst, wenn man nicht mehr gesund ist. Alle Pläne, die ich hatte, vieles, was mir Spaß gemacht hat, konnte ich nicht mehr. Fußball, Volleyball oder Tennis war nur noch passiv als Zuschauer möglich. Ausgelassen mit meinen Kindern zu toben, musste ich an andere delegieren.

Trotz alledem habe ich mich durchgebissen. Ich habe alles dafür getan, dass es mir nicht in dem Tempo schlechter ging, wie die Prognose lautete. Ich habe versucht, mich so viel wie es geht zu bewegen, habe Lungensport gemacht, eine Zeitlang sogar in einer Band mitgespielt und gesungen.

Dann habe ich Erfolge gesehen. Meine Lungenwerte wurden besser, was erstaunlich ist. Ich weiß nicht, was durch dieses vom Zahnarzt verschriebene Antibiotikum in meinem Körper passiert ist. Vielleicht hing die Besserung ja auch gar nicht damit zusammen, und es war nur eine zeitliche Koinzidenz. Auch die Psyche spielt eine große Rolle. Aber was genau in diesem Fall die Besserung bewirkt hat, ist eigentlich auch gleichgültig.

Was ich damit sagen will: Es lohnt sich zu kämpfen und nicht aufzugeben. Selbst mit dieser Einschränkung, COPD mit Lungenemphysem, kann man ein gutes Leben führen. Dabei ist mir durchaus klar, dass ich viel Glück gehabt habe, dass es nicht weiter bergab gegangen ist. Ich weiß, dass es viele COPD-Patienten gibt, denen es viel schlechter geht als mir, die einen Rollator oder Sauerstoff benötigen. Das ist mir bewusst und daher betone ich es noch mal: Ich möchte Mut machen, denn man kann selbst noch einiges tun, um den Krankheitsverlauf ein wenig angenehmer zu gestalten.

Zwar bin ich selbst jetzt auf dem Weg in den vorgezogenen Ruhestand, aber ich habe Perspektiven. Schon vor einiger Zeit habe ich angefangen zu schreiben und inzwischen diverse Bücher veröffentlicht. Außerdem bin ich deutlich mobiler als noch vor 10 oder sogar 5 Jahren.

Ich möchte denen Mut machen, die ebenfalls an einer Krankheit leiden. Lass Dich nicht kaputtmachen. Ich bin ein Beispiel dafür, dass es nicht immer nur abwärts geht und man selbst einiges dazu beitragen kann, und ich bin froh darüber, dass ich diese Erfahrung weitergeben kann.

Während der Entstehung dieses Buchs wird die ganze Welt von der Erkrankung mit Covid-19 erschüttert. Zu den Risikogruppen gehören ältere Menschen und Personen mit Vorerkrankungen, also natürlich auch COPD-Patienten. Die Vermutungen über den Verlauf der Pandemie und die Auswirkungen ändern sich beinahe täglich. Ständig kommen neue Erkenntnisse hinzu. Immer wieder wird vor allem darauf hingewiesen, wie wichtig regelmäßiges Händewaschen und das Abstandhalten von mindestens 1,5 besser 2 Metern ist. Gerade den Menschen, die zu der Risikogruppe gehören, wird empfohlen, Kontakte zu meiden. Die Maßnahme, etwa beim Einkaufen oder in öffentlichen Verkehrsmitteln Masken zu tragen, ist natürlich speziell für Menschen mit Atemproblemen eine besondere Herausforderung. Darum kann diese Pandemie für COPD Kranke unter Umständen zu einer monatelangen Isolation führen, was die Belastung auch psychischer Natur weiter erhöht. Hier kann ich nur den Rat geben, die entsprechenden Vorgaben einzuhalten und noch mehr auf ausgewogene Ernährung und eine mögliche Stärkung des Immunsystems, auch durch ausreichende Bewegung und frische Luft, zu achten.

Wir stehen das durch! Es gibt keinen Grund zur Panik. COPD kann auch bedeuten: Courage, Optimismus, Passion und Durchhaltevermögen.

In diesem Sinne wünsche ich alles Gute!

Danksagung

Wenn ich auf dieses Buch und seine Entstehung zurückblicke, aber auch an das denke, wovon dieses Buch handelt und was immerhin die Hälfte meines Lebens ausmacht, dann kann ich vor allem Danke sagen.

Danken möchte ich meinem Lungenfacharzt, der mich nun schon 30 Jahre begleitet und einen nicht unwesentlichen Anteil daran hat, dass es mir heute so gut geht. Ich weiß sehr genau, dass dies keine Selbstverständlichkeit ist, denn ich kenne viele COPD-Patienten, denen es deutlich schlechter geht. Ich benötige immer noch keinen zusätzlichen Sauerstoff, leide nicht mehr unter Gewichtsverlust und kann mich inzwischen auch wieder in gutem Tempo bewegen, ohne große Verschnaufpausen einlegen zu müssen. Das war nicht immer so.

Außerdem geht mein Dank an drei Frauen. Danke an meine Schwiegermutter, die auch den noch so kleinsten Tippfehler ausfindig macht, und meine Tochter, die das noch unveröffentlichte Werk durchgearbeitet und wertvolle Tipps zur Struktur gegeben hat.

Ein ganz besonderes Dankeschön geht an meine Frau, nicht nur dafür, dass sie das Manuskript während seiner Entstehung unzählige Male durchgeackert und sehr viele nützliche Verbesserungsvorschläge gemacht hat, sondern auch dafür, dass sie mich immer wieder motiviert, an meine Grenzen zu gehen. Ohne sie hätte ich die wunderbare Landschaft Neuseelands nie gesehen.

Hamburg, im Mai 2020

GLOSSAR

Aerosol ist ein Gemisch aus festen oder flüssigen Schwebeteilchen in einem Gas

AHA-Effekt: steht für die Hauptsymptome der COPD Auswurf, Husten und Atemnot

Alveolen: eine Gruppe von winzigen Lungenbläschen mit einem Durchmesser von 0,0001 bis 0,003 mm, die an den Bronchien wie Trauben an der Rebe hängen

Asthma: eine chronische, entzündliche Erkrankung der Atemwege mit einer dauerhaft bestehenden Überempfindlichkeit. Die Entzündung führt zu anfallsweiser Atemnot infolge einer akuten Verengung der Atemwege, einer sogenannten Bronchialobstruktion

Atemnot: ein kurzzeitig oder länger anhaltendes Empfinden, keinen Sauerstoff mehr einatmen zu können

Bambec: ist ein Arzneimittel zur Erweiterung der Bronchien bei Atemwegserkrankungen

Borg-Skala: ist ein Maß für die Wahrnehmung der Anstrengung Die modifizierte Skala bezieht auch die bei zunehmender Belastung empfundene Atemnot ein, die durch die RPD-Werte (Received Perception of Dyspnea also die Wahrnehmung der Atemnot) angegeben werden

Bronchoskopie: ist eine Lungenspiegelung, bei der eine bewegliche Sonde (Bronchoskop) über die Nase in die

Luftröhre eingeführt wird, um die Luftröhre und ihre großen Abzweigungen, die Bronchien, zu untersuchen.

Bronchitis: ist eine Entzündung der Schleimhäute in den unteren Atemwegen. In den meisten Fällen ist die Ursache eine Infektion mit Erkältungsviren dahinter, relativ selten sind Bakterien beteiligt

CAT-Score: ist der COPD Assessment Test und ist ein Fragebogen, mit dem beim Patienten die Auswirkungen der COPD auf das Wohlbefinden und das tägliche Leben des Erkrankten festgestellt werden

Chronisch: steht in der Medizin im Wesentlichen für sich langsam entwickelnd, langsam verlaufend, lange dauernd. Dies ist bei einer COPD nicht wirklich zutreffend ist, da COPD nicht nur „lange" andauert, sondern dauerhaft anhält und steht in dem Zusammenhang eher für "nicht mehr umkehrbar"

Coils: werden zur Lungenvolumenreduktion eingesetzt und werden mit dem sogenannten Memoryeffekt als Spiralen eingeführt, um sich dann wieder spiralförmig zusammen zu ziehen. Sie können nicht mehr entfernt werden.

COPD: steht für "chronic obstructive pulmonary disease", was übersetzt so viel heißt wie „chronisch obstruktive Lungenerkrankung". Hierzu gehören Erkrankungen wie das Lungenemphysem, die sogenannte Blählunge, oder die chronische Bronchitis.

COPD-Tagebuch: dient zur Überwachung von Peak-Flow-Werten, Sauerstoffgehalt, Blutdruck, Symptomen und Beschwerden sowie eingenommenen Medikamenten

Daxas: ist das bekannteste Medikament mit dem Wirkstoff Roflumilast

Dosieraerosol: ist eine Darreichungsform für Arzneimittel, die zur Inhalation durch den Patienten bestimmt ist.

Endobronchialventile: sind ein nicht-operatives Verfahren zur Vergrößerung des Lungenvolumens. Ventile werden in die Bronchien von krankhaft überblähten Lungenabschnitten eingelegt und können auch wieder entfernt werden.

Exazerbation: ist eine deutliche Verschlechterung des Krankheitsbildes bei chronisch verlaufenden Erkrankungen. Als „akute Exazerbation" wird dementsprechend eine plötzliche Verschlechterung bezeichnet

FEV1: (engl. Forced Expiratory Pressure in 1 Second) ist die Einsekundenkapazität, also die größtmögliche Menge an Luft, die man innerhalb von 1 Sekunde forciert ausatmen kann.

Flutter: sind Geräte zur Atemtherapie und bestehen aus einem Mundstück und einer Metallkugel, die in einem Trichter liegt und beim Ausatmen einen Widerstand bildet. Durch den Gegendruck in der Ausatemphase wird der Schleim in den Atemwegen gelockert

FVC: ist als forcierte Vitalkapazität (FVC) das Atemvolumen, das nach maximaler Inspiration rasch und vollständig ausgeatmet werden kann

GOLD-Wert: ist ein Wert zur Einordnung des Schweregrades der Lungenerkrankung. Die Abkürzung steht für "Global Initiative for Chronic Obstructive Lung Disease".

mMRC-Score: des modified British Medical Research Council (mMRC) gibt die Schwere der Atemnot von COPD-Patienten an

Kortison: wird als körpereigener Stoff ebenso wie Kortisol in der Nebenniere gebildet, einer Drüse jeweils oberhalb der Nieren. Es bewirkt unter anderem ein Abschwellen der Bronchialschleimhaut, verringert die Schleimproduktion, hemmt die allergische Reaktion und vermindert die Überempfindlichkeit der Bronchien. Wegen der möglichen Nebenwirkungen ist es nicht unumstritten

Kortisonkur: wird bei einer akuten Verschlechterung über einen gewissen Zeitraum (z.B. 16 Tage) eingesetzt, darf aber nicht abrupt abgesetzt werden, da der Körper anderenfalls nicht mehr genügend Kortison produziert.

Kutscherstellung: ist eine atemerleichternde Stellung, bei der der Kranke leicht nach vorn gebeugt steht und sich auf den Oberschenkeln abstützt, um dadurch den Druck vom Brustkorb nimmt

Lippenbremse: bei oder zur Vermeidung von Atemnot. Hierdurch wird ein Kollaps der Atemwege, der sich bei der Atmung vollzieht, vermieden. Beim Ausatmen wird die Luft gegen einen Widerstand, die zusammengepressten Lippen, nach außen gedrückt. Hierdurch erhöht sich der Druck in den Bronchien und verhindert so deren Zusammenfallen.

Lungenemphysem: oder chronische Lungenblähung ist eine irreversible Überblähung der kleinsten luftgefüllten Strukturen, der Lungenbläschen (Alveolen) der Lunge

Lungenfunktionstest: ist die Untersuchung und Messung der Luftmenge beim Ein- und Ausatmen sowie die Geschwindigkeit des Luftstroms. Ein Mundstück, das der Patient mit seinen Lippen umschließt, ist mit einem Messgerät verbunden, dem Spirometer. Es erfasst bei jedem Atemzug die Menge der ein- und ausgeatmeten Luft

Lungenvolumenreduktion (LVR): bronchoskopische LVR ist ein Verfahren, bei dem bei schwerer COPD mit schwerem Emphysem ein Teil des Lungengewebes zu entfernen, um so eine verbesserte Atemtätigkeit zu ermöglichen

Obstruktion: bezeichnet in der Medizin den vollständigen Verschluss eines Hohlorgans durch Verlegung, Verstopfung oder Kompression

Osteoporose: ist eine Krankheit, bei der sich die Knochensubstanz verstärkt abbaut, wodurch die Knochen immer instabiler und brüchiger werden

Power breathe: ist ein Gerät zum Training der Atemmuskulatur. Das Prinzip ist, dass der Patient kräftiger einatmen muss, da dies durch das Gerät erschwert wird. Die Arbeit mit dem Power breathe basiert auf einer Art Widerstandstraining der Atemmuskulatur, vor allem des Zwerchfells und der im Brustkorb befindlichen Atemmuskel

Progressive Muskelentspannung: wird auch Progressive Muskelrelaxation, kurz PMR, genannt und wurde in den 30er Jahren von dem amerikanischen Physiologe Edmund Jacobson entwickelt. Progressiv heißt sie, weil sie abschnittsweise (progressive – englisch) verschiedene Muskelgruppen einbezieht

Pulsoximeter: ist ein Gerät zur einfachen und kontinuierlichen Überwachung der Herzfrequenz (Puls) und der Messung der arteriellen Sauerstoffsättigung (SpO2) möglich

RC-Cornet: ist ein Gerät, das hilft, festsitzenden Schleim auf physikalischem Wege zu entfernen. Die Atemphysiotherapie mit dem Gerät ist ein zentraler Baustein bei der Behandlung von chronischen Erkrankungen der unteren Atemwege, wie z.B. COPD

Spacer: bedeutet so viel wie Abstandhalter (englisch). Bei Menschen mit Atemproblemen handelt es sich um eine

Inhalierhilfe, die zwischen ein Dosieraerosol und den Mund des Patienten geschaltet wird, um die Aufnahme des Sprays zu erleichtern

Tai Chi: ist eine chinesische Methode der Atmung und Bewegungsübung. Qigong und Tai-Chi sind meditative Bewegungsformen. Sie entstammen der traditionellen chinesischen Medizin und verbinden Übungen zur entspannten Konzentration mit Körper- und Atemübungen

Torwartstellung: ist neben der Kutscherstellung und anderen eine Variante der atemerleichternden Stellungen

Theophyllin: ist ein Medikament aus der Gruppe der Antiasthmatika zur Behandlung von COPD und Asthma bronchiale. Es dient zur Entzündungshemmung sowie zur Bronchien- und Gefäßerweiterung

VC (Vitalkapazität): ist eine Kenngröße für die Funktion der Lunge. Die forcierte Vitalkapazität (FVC) ist das Atemvolumen, das nach maximaler Inspiration (Einatmung) rasch und vollständig ausgeatmet werden kann

Zwerchfell: trennt die Brust- und die Bauchhöhle voneinander. Seine Gestalt ist kuppelförmig und ist der wichtigste Atemmuskel. Um seine Atemarbeit durchführen zu können, muss er sich auf und ab bewegen können

ÜBER DEN AUTOR

Roland Blümel, in Nordenham geboren, ist in zweiter Ehe verheiratet und lebt seit vielen Jahren in Hamburg. Sein Studium der allgemeinen Betriebswirtschaftslehre hat er im Jahr 1984 als Diplom-Kaufmann abgeschlossen. Bis Anfang 2018 arbeitete er als IT-Berater. Seit 2016 schreibt er Krimis, Thriller und Kurzgeschichten und arbeitet mittlerweile auch als freier Lektor (ADM).

2016 wurde unter seiner Mitwirkung eine Krimi-Anthologie unter dem Titel "teilweise tödlich" veröffentlicht, 2017 gab er mit dem Thriller "Männerfeindschaft" sein Debüt.

Von seiner Krimireihe mit dem Hamburger Kommissar Zufall unter der Reihenbezeichnung "Kommissar Z" sind bisher sechs Romane erschienen.

Fünf Bände gibt es inzwischen von der Krimi-Anthologie der Reihe „teilweise tödlich" der *Autorengruppe tödlich.*

Neben seinem Hauptgenre Krimi und Thriller hat der Autor auch ein humoristisches Buch geschrieben. "Alterserscheinungen: Mein Reisetagebuch in den (Un-) Ruhestand" enthält alltägliche, humorvolle Geschichten rund um das Älterwerden.

Sport

Jedes Kind weiß es: Sport ist gesund. Welchen Ratgeber man auch immer zu Rate zieht, wenn es um Gesundbleiben im Alter geht, überall steht es. Regelmäßige Bewegung hilft, gesund und fit zu bleiben.

Schon als Jugendlicher habe ich regelmäßig Sport getrieben. Nachmittags ging es immer auf den Bolzplatz. Zwischendurch war ich auch mal im Verein, aber da wurde mir zu viel geklüngelt. Außerdem war man dann jedes Wochenende auf Tour, wozu ich keine Lust hatte. Aber Fußball spielen, später Fußball sehen, war schon immer meine große Leidenschaft. Leider hat es zur Nationalmannschaftskarriere ganz knapp nicht gereicht. Die Scouts kamen in meinem Dorfverein einfach nicht vorbei. Aber ich schweife ab.

In der Schule hatten wir einen Sportlehrer, mit dem ich nicht besonders gut klarkam. Irgendwie stimmte die Chemie zwischen uns nicht. So war mir der Sport in der Schule zuwider.

Mit etwa 30 Jahren wurde ich chronisch krank. Ein Lungenleiden ließ meine Kondition in den Keller sinken. Zunächst dachte ich, dass es nur etwas Vorübergehendes wäre, aber es blieb und wurde schlimmer. Jede Anstrengung führte zu Atemnot, was zur Folge hatte, dass ich zunehmend versuchte, Bewegung zu vermeiden. Mein Sport war jetzt eher passiv. Sportschau, Sportstudio, Sportübertragungen und so weiter.

Aber immer wieder las ich, wie wichtig Sport ist. Toll, dachte ich, wie denn? Selbst Gehen wurde zur

Herausforderung. Ich musste mich dabei entscheiden zwischen Reden und Atmen. Das hatte zur Folge, dass Gespräche beim gemeinsamen Spaziergang sehr einseitig waren. Meine Frau redete, und ich nickte oder schüttelte den Kopf.

Und dann meldete ich mich zu einer Kur an, die einen besonderen Bestandteil hatte: Lungensport. Denn Sport ist ja gut und wichtig. Auch für Kranke, wurde mir gesagt. Los ging es auf dem Laufband. Der Therapeut stellte eine Geschwindigkeit ein, bei der ich das Gefühl hatte, sofort zu ersticken. Was für ein Tempo! Es waren ca. 2 ½ Stundenkilometer, die mir wie ein Sprint vorkamen. Wenn ich mir allerdings den Lauf des Bandes von außerhalb anschaute, hatte ich den Eindruck, dass es sich kaum bewegte.

Dann gab es Geräte, an denen man seine Muskeln trainieren konnte. Ich erinnerte mich an früher, als ich in einem "normalen" Fitness-Studio trainiert hatte. Da waren Athleten, bei denen ich den Eindruck hatte, sie wollten nicht nur die Gewichte, sondern am liebsten das ganze Gerät stemmen.

Hier aber ging es zum Glück deutlich entspannter zu. Alle Teilnehmer waren Lungenkranke, die sich nur vorsichtig an die Gewichte heranmachten.

Nun war ich gefordert, am Ball zu bleiben. Das bedeutete, dass ich mir vornahm, regelmäßig Sport zu treiben. Ich meldete mich an mit dem Vorsatz, ein Mal pro Woche Sport zu treiben. Denn es ist ja klar: Sport ist so gesund!

Das erzählte ich meinem Schweinehund, der jede Woche etwas anderes vorhatte, als zum Sport zu gehen. Mal war das Wetter zu schlecht, mal war es so gemütlich zuhause, mal hatte ich Wichtigeres vor.

Aber oft gelang es mir, den Schweinehund auszutricksen und mich zum Sport davonzustehlen. Mittlerweile war ich mit beinahe doppelter Geschwindigkeit auf dem Laufband unterwegs. Ich war so stolz auf mich. Die Ratgeber hatten tatsächlich recht. Es ging mir deutlich besser als vorher ohne Sport.

Inzwischen hatte ich mir einen Schrittzähler besorgt, der meine tägliche Leistung aufzeichnete. Das erste Modell war ziemlich blöd. Der fing erst ab 10 Schritten an, aufzuzeichnen, was auch bedeutete, dass mir jedes Mal Schritte verlorengingen, wenn ich kurz stehengeblieben war. Dafür belohnte er mich mit einem Smiley, wenn ich die Tagesvorgabe erreicht hatte. Das führte zum Beispiel dazu, dass ich abends vor dem Schlafengehen etwa 50 Mal ums Bett lief, um die Vorgabe noch zu erreichen und mit einem Smiley belohnt zu werden.

Ich schaffte mir ein anderes Modell an, das alles aufzeichnete, aber eine höhere Vorgabe an Schritten beinhaltete. Außerdem gab es keinen Smiley oder ähnliche Belohnung. Trotzdem forderte es mich heraus, meine tägliche Vorgabe möglichst oft zu schaffen.

Schließlich hatte ich dann eine App auf meinem Smartphone, das eine ähnliche Funktion hatte. Da war die Vorgabe wieder etwas moderater, aber man musste natürlich das Smartphone bei jedem Schritt dabeihaben. Das führte zu der skurrilen Situation, dass ich versuchte, mein Handy immer dabei zu haben, um auch tatsächlich alle Schritte gutgeschrieben zu bekommen. Wenn ich es dann trotzdem mal vergaß, habe ich mich geärgert. Aber es half auf jeden Fall, mich regelmäßig und viel zu bewegen. Und man weiß ja: Bewegung ist gesund.

Inzwischen haben wir uns eingespielt, mein Smartphone und ich. Meistens habe ich es dabei, aber wenn nicht, dann schüttle ich es anschließend so oft, bis es mir die entgangenen Schritte gutgeschrieben hat. Damit kommen wir beide gut klar. Und dann freue ich mich jeden Morgen, wenn ich mit der Meldung begrüßt werde: »Sie haben gestern Ihr Schrittziel erreicht. Gute Arbeit.« Da geht man doch gleich fröhlich und mit neuem Bewegungsdrang in den neuen Tag. Denn ich weiß ja: Bewegung ist gesund!

Reparaturen

Man kennt das ja von alten Autos oder anderen Gebrauchsgegenständen. Wenn die in die Jahre kommen, werden Reparaturen immer häufiger. Ich musste allmählich feststellen, dass das auch für Menschen gilt. Ich leide schon seit Jahren unter Lungenproblemen, sodass ein vierteljährlicher Besuch beim Lungenspezialisten obligatorisch ist.

Das ist aber eher eine Art TÜV ohne Plakette. Da wird im Wesentlichen der Zustand kontrolliert, ohne Reparaturen. Allenfalls wird geklärt, ob die „Pflegeprodukte" in Form von Medikamenten noch in Ordnung sind.

Aber in einem Jahr kamen weitere Reparaturen dazu. Es fing mit einer Blasenentzündung an. Mein Hausarzt schickte mich zu einem Urologen. Der hatte mich anscheinend sofort ins Herz geschlossen, denn er verabredete eine ganze Reihe von Rendezvous, sodass ich zwischendurch den Eindruck hatte, ihn häufiger zu sehen als meine Frau. Die Flut von Besuchen riss erst ab, als mich eine dicke Erkältung umhaute.

Ich schleppte mich einige Wochen so dahin. Aber als dann plötzlich meine Stimme wegblieb, besuchte ich wieder meinen Hausarzt. Der verordnete mir eine Woche Sprachlosigkeit und Gurgeln. Langsam kam die Stimme wieder, aber es dauerte Wochen, bis ich wieder halbwegs „einsatzfähig" war.

Langsam hatte ich das Gefühl, dass es nun genug mit Arztbesuchen, Checks und Reparaturen war. Aber da gab es ja noch einen Bestandteil meines Körpers, der schon lange keine Reparaturen benötigt hatte. Und der meldete sich zu Wort.

Eines Abends biss ich auf ein Stück Schokolade und es gab einen lauten Knall. Ich tastete verwundert meinen Mund ab, konnte aber auf den ersten Blick nichts feststellen. Vorsichtig kaute ich weiter, traute mich nicht, richtig fest zuzubeißen. In den nächsten Tagen kristallisierte sich heraus, was passiert war. Meine alte Brücke hatte sich gelockert und machte sich allmählich selbständig. Da gerade Ostern war, ging ich zum Zahnarztnotdienst mit dem inneren Anspruch: Mach heil!

Die Zahnärztin blickte in den Mund, zog mit einem gezielten Griff die Brücke raus, drückte sie mir in die Hand und sagte: »Das ist kaputt, da kann ich momentan nichts machen.« Mit der Brücke in der Hand fuhr ich nach Hause.

Gleich nach Ostern ging ich zu einem „richtigen" Zahnchirurgen, um den Schaden ansehen zu lassen. Der besah sich die Bescherung und stellte fest, dass sich das Thema "Brücke" erledigt hatte. Sie hatte sich nicht nur losgerissen, sondern ihre Halterungen gleich mit in die ewigen Jagdgründe genommen. Die nächste Reparatur wurde fällig.

In den nächsten 8 Monaten saß ich mir den Hintern auf diversen Zahnarztstühlen wund. Die beiden nicht mehr tragfähigen Zahnstümpfe wurden ausgegraben, dann musste das Ganze erst einmal verheilen. Ich saß mit klammem Gefühl beim Kieferchirurgen, der mit einem monströsen Gerät in meinem Mund Platz nahm und nach Wurzeln grub. Erstaunlicherweise hatte ich keine Schmerzen. *Die Spritzen müssen mich komplett betäubt haben,* dachte ich. Aber auch als ich zuhause war und die Betäubung schon Geschichte war, empfand ich keinen Schmerz. Super, das war schon mal geschafft!

Da ich ein Implantat haben wollte, gab es dann noch diverse „Schreinerarbeiten" zu erledigen, die nicht nur schmerzhaft, sondern auch zeitaufwändig waren. Mittlerweile kannte ich die Zahnarztpraxis wie mein Wohnzimmer. Im Wartezimmer lag immer ein aktueller „stern", den ich aber leider nie durchgelesen bekam, da ich immer relativ schnell dran war.

Doch irgendwann war es dann soweit. Alles wurde eingebaut, die Reparatur war erst einmal abgeschlossen. Ich konnte es kaum glauben und fiel beinahe in ein emotionales Loch. Wie würde ich den Trennungsschmerz von meinem geliebten Zahnarzt überstehen?

Aber, sagte ich mir tröstend, es gibt ja noch mehr Ärzte und mein Körper hat so viele Bestandteile, da wird bestimmt noch das eine oder andere zu reparieren sein. Ich hatte mir schon eine Liste aller möglichen Fachärzte in der Umgebung erstellt. Wie haben wir Menschen es doch gut gegenüber Autos. Diese haben meist nur eine Vertragswerkstatt. Aber wir Menschen haben viel Abwechslung. Für jeden Reparaturbedarf gibt es Spezialisten.

Also ganz ehrlich: Mein Bedarf an Reparaturen ist erst einmal gedeckt. Ich pflege mich einfach jetzt mehr. Soll ich es doch noch mal mit eincremen probieren?

MEHR ÜBER DEN AUTOR:

Homepage:

https://www.rolandbluemel.de

Facebook:
https://www.facebook.com/roland.bluemel

Autorengruppe tödlich:

http://autorengruppe-toedlich.de/

Instagram:

https://www.instagram.com/rbluemel/

Twitter:

https://twitter.com/romelb

BISHER ERSCHIENENE BÜCHER:

Männerfeindschaft (2017) Printbook bei BoD

Männerfeindschaft (2018) ebook bei amazon KDP

Ein Alb-Traum-Urlaub (2017) ebook bei bookrix

Ein Alb-Traumurlaub (2017) Print-Book bei BoD

Ermittlungen durch die rosarote Brille (2017) ebook bei bookrix

Ermittlungen durch die rosarote Brille (2017) Print-Book bei BoD

Selbstjustiz (2018) ebook bei bookrix

Selbstjustiz (2018) Print-Book bei BoD

Kommissar am Abgrund (2018) ebook bei bookrix

Kommissar am Abgrund (2018) Print-Book bei BoD

TSB – Der Currywurstmord (2019) ebook bei bookrix

Alterserscheinungen – Meine Reisetagebuch in den (Un-)Ruhestand (2019) ebook bei bookrix

Alterserscheinungen – Meine Reisetagebuch in den (Un-)Ruhestand (2019) Print-Book bei BoD

Klassentreffen mit tödlichem Ausgang (2020) ebook bei bookrix

Klassentreffen mit tödlichem Ausgang (2020) Print-Book bei BoD

Teilweise tödlich (2016) Print- und ebook im Karina-Verlag

"Finstere Abgründe: 13 spannende Kurzkrimis (teilweise tödlich)" (2017) Print- und ebook im Fehnland-Verlag

Das Böse kennt keine Grenzen (2018) Print- und ebook im Fehnland-Verlag

MEHR ÜBER DEN LEKTOR:

https://rolandbluemel.de/lektorat/

www.lektoren.de

https://fehnland-verlag.de/team

Neben seiner Passion als Autor von Thrillern und Krimis, arbeitet Roland Blümel, nach seiner Ausbildung zum Freien Lektor an der Akademie der Deutschen Medien, mit Autoren und auch mit Verlagen zusammen. Bezüglich der Genres ist der studierte Diplom-Kaufmann nicht festgelegt. Das wichtigste Ziel, das er als freier Lektor verfolgt, heißt schlicht und einfach: *Lektoren optimieren Texte!*

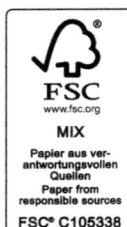